JN458032

CU

interRAI 체크업 (CU) 평가 도구, 부가 도구, 자가보고 도구 및 매뉴얼

interRAI Check-Up (CU) Assessment, Supplement, and Self-Reported Forms and User's Manual

10.1 버전
한국어판

John N. Morris, PhD, MSW [Chair]
Elizabeth P. Howard, PhD, RN, ACNP, ANP-BC
Leon N. Geffen, MBChB, FCFP (SA)
John P. Hirdes, PhD, FCAHS
Sophie Hogeveen, BSc

interRAI 평가 도구 및 시스템 개발 위원회

John N. Morris, PhD, MSW [Chair]
Katherine Berg, PhD, PT
Magnus Björkgren, PhD
Anja Declercq, PhD
Harriet Finne-Soveri, MD, PhD
Brant E. Fries, PhD
Len Gray, MD, PhD
Michael J. Head, MSW
John P. Hirdes, PhD, FCAHS
Mary L. James, MA
Gunnar Ljunggren, MD, PhD
Lynn Martin, PhD
Brigette Meehan, MEd, PhD, SLP
Shannon L. Stewart, PhD, CPsych, FCAHS
Katarzyna Szczerbińska, MD, PhD
Eva Topinková, MD, PhD

역자

김홍수

서울대학교 보건환경연구소
Institute of Health & Environment Seoul National University

AIIS
Artificial Intelligence Institute
Seoul National University

interRAI™

서울대학교출판문화원

www.interRAI.org

Version 10.1.2 interRAI Korean Edition

Suggested Citation

Morris JN, Howard EP, Geffen LN, Hirdes JP, Hogeveen S, Berg K, Björkgren M, Declercq A, Finne-Soveri H, Fries BE, Gray L, Head MJ, James ML, Ljunggren G, Martin L, Meehan B, Stewart SL, Szczerbińska K, Topinková E. interRAI Check-Up (CU) Assessment, Supplement, and Self-Reported Forms and User's Manual. Version 10.1.2 Korean Edition (Trans. Kim H.). Washington, DC: interRAI, 2024.

감사의 글

Hebrew SeniorLife(HSL)의 지원에 감사합니다.

서울대학교 보건환경연구소 고령화 및 건강증진연구센터와 AI연구원 건강·돌봄 AI 선도혁신 연구센터의 지원에 감사합니다.

알림

포괄적이고 적절한 케어 대신 이 매뉴얼을 사용하는 것은 interRAI와 이 책의 저자 및 출판사의 의도가 아닙니다. 이 책에 정확한 최신의 정보를 담고자 최선의 노력을 기울였지만, 평가대상자의 담당 의사는 처방에 앞서 약물과 치료에 대한 이 책의 정보가 적절한지 반드시 확인해야 합니다.

www.interRAI.org에서 interRAI 체크업 평가 시스템에 대한 추가 정보를 찾아보거나 의견을 남기실 수 있습니다.

역자 머리말

인구 고령화를 경험하는 국가들은 국민들이 자신이 살던 곳에서 건강하게 나이 들어가도록 지원하는 제도 정비에 한창이다. 이에 따라 사람 중심의 지역사회 기반 건강·돌봄 서비스의 확대와 통합에 대한 연구와 실행 역시 활발하게 이루어지고 있다. 이러한 제도 개편의 성패를 가름하는 중요한 요소 중 한 가지는 각 사람의 서비스 필요도를 정확히 파악하고 이에 기반해 양질의 서비스를 제공하며, 나아가 그 결과를 모니터링하고 평가하는 체계를 갖추는 것이다.

interRAI 평가 시스템은 건강·돌봄 서비스가 제공되는 급성기부터 장기요양 및 호스피스까지 다양한 세팅에서 포괄적이고 연속적인 서비스 제공을 위해 고안된 과학적 포괄평가 도구 시리즈이다. 1960년대 미국 장기요양 입소시설의 포괄평가 도구인 MDS 2.0의 개발을 시작으로 하여 지난 60년간 interRAI 평가 시스템은 확장되고 진화해 왔다. 현재는 약 20종의 평가 도구가 개발되어 실무 및 연구에서 활용되고 있다.

interRAI 체크업은 interRAI 홈케어 도구에 기반하여 개발되었다. interRAI 체크업은 한국을 비롯해 interRAI 시스템을 활용하는 국가들이 지역사회 기반 의료-건강-돌봄의 통합과 연계를 증진하고, 비교적 건강한 지역사회 거주자의 헬시에이징을 위한 예방중심 서비스로 정책의 방향을 전환함에 따라, 이에 맞는 평가 시스템의 필요에 부응하기 위한 것이다.

기존의 interRAI 도구들은 인지장애나 의사소통의 어려움이 있는 중증 대상자의 서비스 요구도를 전문가의 임상 판단에 근거한 평가를 통해 신뢰타당하게 파악할 수 있다는 강점이 있었다. 그러나 interRAI 체크업 자가보고용 도구는 자가보고가 가능한 지역사회 주민을 대상으로 하므로, 본인이 혼자 또는 가족의 도움을 부분적으로 받아서 자가평가를 하거나, 문해력이 낮은 인구집단의 경우 보건의료 관련 지식이나 경험이 없는 지역주민을 훈련시켜 인터뷰어로 활용 시 신뢰타당한 결과를 얻을 수 있음이 캐나다와 남아프리카공화국에서 연구를 통해 확인되었다. 한국에서도 서울대학교 보건대학원팀이 코로나-19 팬데믹 기간 동안 도시 저소득 지역 노인들의 interRAI 체크업 자가평가를 위한 앱을 제작하고, 지역 주민을 훈련시켜 자가평가 헬퍼로 활용하여 외국의 연구와 유사한 도구의 신뢰타당성을 확인하여 이를 논문화하는 작업을 진행 중이다.

한국어판 interRAI 첫 평가 도구 시리즈를 출판한 것이 2012년이었다. 그때와 달리 노인을 포함해 복잡한 서비스 요구도를 가진 집단에 대한 포괄평가의 중요성에 대한 이해가 높아졌고, 다양한 포괄평가 도구가 개발되고, 국가 공식 도구들도 지정되었다. 바람직한 일이고 노인보건 연구자로서 반가운 일이다. 이제 서로 다른 많은 포괄평가 도구들을 사람 중심으로 통합하고, 이를 활용하여 끊김 없는 연속적 건강·돌봄 서비스를 지향하여, 서비스의 효율성과 효과

성을 최적화하는 노력을 해나가야 할 것이다. 한국어판 interRAI 평가 도구 시리즈가 이러한 서비스 디자인 혁신에 필요한 근거 생산에 골드 스탠다드의 하나로 활용되길 바란다.

한국어판 interRAI 도구 개발에 도움을 준 국제라이연구회의 Brant Fries 회장, John Morris 도구개발위원장, 그리고 Anja Declercq, Hein Von Hout, John Hirdes에게 감사드린다. 또한 서울대학교출판문화원과 서울대학교 보건대학원 박사 과정의 전승연 학생에게도 감사의 말을 전한다.

2024년 9월

김 홍 수

서울대학교 보건대학원 교수

interRAI에 대하여

interRAI(인터라이)는 취약 집단의 케어 향상을 목표로 하는 35개국 이상의 연구자들과 실무자들의 협력 네트워크입니다. 비영리 조직인 interRAI는 근거 기반 임상 실무와 정책 결정을 증진하고자 노력하고 있습니다. interRAI는 다양한 건강 및 사회 서비스 환경에서 서비스를 제공받는 사람들의 특성과 성과에 관한 양질의 데이터를 수집하고 해석함으로써 이를 달성하고자 합니다.

interRAI의 모든 평가 및 활용 시스템은 특정한 인구 그룹을 위해 개발되었지만, 또한 이 도구들은 통합된 건강 정보 시스템 — 이것이 글로벌 스탠다드이다 — 을 구성하기 위해 함께 이용되도록 디자인되었습니다. interRAI는 각각의 도구에서 사용되는 척도에 있어서 최고 수준의 질을 유지하고자 합니다. 각 도구들은 각 항목, 성과 척도, 평가 프로토콜, 중증도 알고리듬(case-mix algorithms), 질 지표의 신뢰성과 타당성을 확립하기 위한 엄밀한 연구와 테스트의 결과물입니다.

interRAI의 구성원들은 보건의료 및 사회 서비스 전문가, 연구자, 정책 입안자 등 다양합니다. interRAI의 모든 도구들은 정부 기관, 케어 공급자, 연구자 등에게는 무료로 라이선스가 제공됩니다.

그 외 소프트웨어 개발업체 등 interRAI 도구들을 활용하고자 하는 조직들은 도구 사용 라이선스를 받기 위해 소정의 로열티를 지불해야 합니다. interRAI는 국제 비영리 조직으로서, interRAI의 수익은 평가 시스템에 들어 있는 도구들과 지원 자료를 개선하는 목적에만 사용됩니다.

특정 국가에 해당하는 예시들

이 책은 한국의 상황에 맞도록 수정된 예시를 포함하고 있습니다. 이 책에 사용된 한국어는 한국의 공용어입니다.

interRAI 평가 도구 세트는 세계 어디에서나 사용될 수 있도록 설계되었으며, 각국의 사정에 적합하게 수정될 수 있습니다. 한국어판에서 수정된 내용은 매뉴얼에 [한국]이라고 표시되어 있으며, 도구에는 [예 – 한국]이라고 표시되어 있습니다.

이 도구를 사용하고자 하는 경우, interRAI는 각 나라의 실정에 맞는 도구와 매뉴얼 개발을 위해 라이선스 계약하에 협력할 수 있습니다. 이를 위해서는 publications@interRAI.org로 문의하시기 바랍니다.

목차

Part I

interRAI 체크업과 부가 도구의 사용

서론

interRAI 체크업(CU)의 기본 참고 도구는 interRAI 홈케어(HC)이다. interRAI 홈케어는 지역사회에서 홈케어 서비스를 받고 있는 광범위한 평가대상자들을 위한 포괄적 평가 도구이다. interRAI 체크업은 원래 interRAI가 지역사회에서 독립적으로 생활하고 있는 평가대상자들의 필요와 상태에 대응하는 프로그램들을 지원하기 위해 개발한 것으로, 이후에 일차보건의료에서도 사용할 수 있도록 확장되었다.

우리는 우선 지역사회에서 독립적으로 생활하고 있는 성인들의 상태를 평가하기 위해 필요한 일부 항목들을 interRAI 홈케어에서 식별해 내었다. 그런 다음, 이 지역사회용 도구에 일차보건의료에서 사용하기에 적절한 항목들을 보충했다. 이 두 그룹의 항목들이 interRAI 체크업을 구성하고 있다.

interRAI 체크업 중에서 대략 90개의 항목이 interRAI 홈케어와 interRAI 지역사회 건강평가(Community Health Assessment, CHA) 도구들에 들어 있는 것들이다. 어떤 기관에서는 기능과 인지 문제가 있는, 지역사회에 거주하는 평가대상자들에 대하여 보다 철저한 평가를 원할 수 있으므로, 추가적인 70개 항목이 포함되어 있는 interRAI 체크업 부가 도구도 만들었다. 이 두 가지를 함께 사용하면 복잡한 건강 상태의 대상자, 즉 ADL이나 의사 결정에 문제가 있는 대상자들의 상태에 대한 보다 깊이 있는 평가를 수월하게 할 수 있을 것이다. 마지막으로, interRAI의 자원이용군(Resource Utilization Group: RUG-HC)을 결정하고자 하는 사람들을 위해서 부가 도구 뒤에 선택 항목으로 20개의 서비스 관련 항목들을 제시하고 있다.

interRAI 체크업에는 두 가지 포맷이 있다. (1) 첫 번째는 훈련된 평가자를 위한 도구이고, (2) 두 번째는 자가보고 버전으로, 이 경우 컴퓨터를 사용해 데이터를 수집하는 것이 최선이다. interRAI 체크업의 자가보고 버전은 Part V에 기술되어 있다.

체크업 vs 체크업 및 부가 도구 결정하기

interRAI 체크업(부가 도구 제외)은 지역사회 거주자 중 두 하위 그룹에 적용하는 것이 적절하다. 두 그룹 모두 의사 결정과 초기 및 중기 손실 ADL 등(early and mid-loss ADLs)(예: 위생, 옷 입기, 이동 등)을 수행함에 있어서 완전히 독립적인 성인들이다.

1. interRAI 체크업만으로 평가하게 될 첫 번째 하위 그룹은 타인의 도움 없이 도구적 활동을 수행할 수 있는 대상자이다. 구체적으로 말하자면, 이들은 혼자서 식사를 준비하고 집안일을 할 수 있는 사람들이다. 따라서 이 대상자들은 인지, 일상생활수행능력(ADL), 그리고 도구적 ADL(IADL)에 있어서 독립적이다. 지역사회에 거주하는 대부분의 성인들은 이 범주에 속하며, 따라서 interRAI 체크업만으로 적절히 평가할 수 있다.
2. 두 번째의 준독립적인 하위 그룹은 식사 준비나 집안일에는 타인의 도움이 필요하지만, 일상생활수행능력(ADL)이나 일상에서의 인지적 과업에는 도움이 필요하지 않은 대상자들로, 이들 역시 체크업만으로 적절히 평가할 수 있다.

마지막 하위 그룹은 보다 손상 정도가 심한 사람들로, 이러한 대상자들은 interRAI 체크업과 interRAI 체크업 부가 도구로 평가할 수 있다(현지의 프로그램이 이를 원할 경우).

3. 마지막 하위 그룹은 의사 결정이 독립적이지 않으며 한 가지 이상의 초기 손실 ADL(early-loss ADL)이나 중기 손실 ADL(mid-loss ADL)의 수행에 있어서 타인의 도움이 필요한 대상자들이다.

다음 표는 홈케어 대상자 중에서 각 하위 그룹의 분포에 대한 예측을 보여 준다. 지역사회 거주 성인의 경우, 85% 이상이 '독립적' 범주에 속한다.

표. 홈케어 대상자의 세 가지 평가 범주에 대한 분포 예측(%)

지역	독립적	IADL에 도움 받음	ADL 또는 의사 결정에 도움 받음
미국	0.6	3.2	96.2
캐나다	4.8	22.4	72.8
유럽	11.1	19.7	69.2
홍콩	1.6	5.9	92.5
일본	1.5	3.9	94.6
뉴질랜드	3.8	48.1	48.1
평균	4.0	17.3	78.7

출처: interRAI 홈케어 평가 결과(interRAI 제공)

interRAI 체크업 내용 개관

interRAI 체크업에는 평가대상자에 대한 개요를 보여 주는 90개의 핵심 문항이 포함되어 있다. 대부분의 경우 이 항목들은 interRAI 홈케어 평가 도구와 동일한 문구로 작성되어 있다. 그러나 interRAI가 최근 어휘를 변경했거나 평가에 있어서 약간 다른 접근을 제시한 부분들에서는 최근의 제안을 따랐다. interRAI 체크업은 표준화되고 검증된 항목들에 기반한 정보를 담고 있으며, 다음과 같은 핵심 이슈들을 다룬다.

- 신원 정보 — 연령, 성별, 결혼 상태, 거주 현황, 재정 상태
- 인지, 의사소통, 듣기 능력, 시력 — 이 항목을 통해 인지수행 및 의사소통 척도가 계산될 수 있다.
- 기분 — 이 항목을 통해 스스로 표현한 기분 척도가 계산될 수 있다.
- 사회적 — 사회적 관계, 사회적 고립
- 기능 — 도구적 일상생활활동, 기본적인 일상생활활동, 일상적 신체활동. 이 항목들을 통해 도구적 일상생활활동 위계 척도, 일상생활활동 위계 척도, 기능 위계 척도, 일상생활활동 long 척도 등을 계산할 수 있다.
- 임상 문제 — 배설 조절, 낙상, 기력(stamina), 피로, 안정성, 잠들기 어려움, 음주, 흡연, 그리고 다양한 건강 상태 척도와 진단들. 이 항목을 이용해 계산할 수 있는 척도 중에는 통증 척도와 낙상 척도 등이 있다.
- 서비스 이용 — 병원과 응급실 이용, 의사 방문

interRAI 체크업 부가 도구의 내용 개관

interRAI 체크업 부가 도구는 인지와 신체적 기능 상태에 손상된 영역이 보다 큰 대상자들에게 특히 적절하다(예: 섬망, 문제행동). 계속 늘고 있는 개인 문제들(personal problems)과 관련이 있거나 그러한 개인 문제들로 인해 필요한 영역에 초점을 맞춘다. 체크업 부가 도구에는 약 70개의 척도가 있으며, 체크업 도구와 이를 합치면 약 150개가 된다. 부가 도구는 다음 영역들에 대한 추가적인 정보를 제공한다.

- 인지 — 새로운 상황에서 정상적으로 기능할 수 없을 정도까지 평가대상자의 기억력이 감퇴되었는지 결정한다.
- 섬망 — 이 항목을 통해 섬망 척도를 계산할 수 있다.
- 문제행동 — 이 항목을 통해 문제행동 척도를 계산할 수 있다.
- 정신과 진단과 상태 — 사고의 내용과 형식에서의 혼란을 포함한다.
- 사회생활의 어려움 — 비공식적 돌봄제공자에 대한 추가 평가를 포함한다.
- 기능 — 걷기 능력 척도, 독립성 향상 가능성에 대한 인식을 포함한다.
- 건강 상태 — 문제가 되는 상태 여부에 대한 평가가 가능하다(예: 폐렴, UTI).
- 영양 상태 — 섭취와 연하 문제에 대한 평가를 포함한다.
- 피부 문제 — 압박으로 인한 상처와 기타 피부 욕창을 포함한다.

- 평가대상자가 학대받고 있을 가능성의 징후 — 이 항목은 대상자가 타인에 의해 학대당하고 있음을 암시하는 다양한 징후들에 대한 관찰을 제공한다.
- 투약 — 투약 개수와 최근의 투약 변경을 포함한다.
- 환경적 괴로움(distress) — 이 항목은 평가대상자의 물리적 환경에 대한 정보를 제공한다.

임상적 문제 확인

다음은 interRAI 체크업으로 계산할 수 있는 interRAI 임상적 문제 목록을 보여 준다. 첫 번째 도출된 세트는 임상평가지침(Clinical Assessment Protocols, CAP)이다. CAP가 도출되면 그 사람이 개선할 능력이 있거나 악화될 위험에 처해 있다고 가정할 수 있다. 다음 표는 세 하위 그룹 중 각 CAP가 적용되는 것을 나타낸다. (참고: 어떤 경우에는 interRAI 체크업으로만 평가되는 두 하위 그룹에 CAP를 적용하기 위해 CAP 트리거 자체를 수정해야 했다.) 마지막으로, 도출이 3% 이하이면 "(L)" 지정으로 표시된다. 마지막 열에서 참조된 여러 도출 목록의 경우 부가 도구를 완료해야 한다.

임상평가 프로토콜	독립적	IADL에 도움 받음	ADL 또는 의사 결정에 도움 받음
신체활동 증진	×	×	×
의사소통	× (L)	× (L)	×
기분	×	×	×
사회적 관계	×	×	×
낙상	×	×	×
통증	×	×	×
심장·호흡기계 상태	×	×	×
흡연과 음주	×	×	×
요실금	×	×	×
배변 상태	× (L)	× (L)	×
도구적 일상생활활동		×	×
일상생활활동			×
가정환경			×
시설 입소 위험			×
인지기능			×
섬망			× (L)
신체적 억제			× (L)

활동			×
학대			× (L)
압박성 궤양			×
수분균형			× (L)
경관영양			× (L)
투약			×

지역사회에서 독립적으로 생활하는 사람들을 위해 열 가지 문제 도출 목록의 두 번째 세트도 만들 수 있다. 이것들은 운전 상태, 외로움, 기분 장애, 낙상, 신체활동, IADL 상태, 입원/ED 위험, 인지 저하, 사회활동 감소 및 통증과 같은 문제를 근거로 한다.

매뉴얼 내용 개요

매뉴얼에는 다음이 포함되어 있다.

- 도구를 익히고 사용하는 방법에 대한 지침
- 항목별 정의
- 두 가지 평가 도구
- 자가보고 양식 사용 지침

Part II

interRAI 체크업 평가 시스템

서론

60세 이상 노인 인구를 포함해 전 세계 성인 인구는 빠르게 증가하고 있다. interRAI 체크업은 인지 능력, 의사소통 능력, 기분 상태, 사회적 상호작용과 외로움, 일상생활에서의 기본적·개인적 과업 수행을 포함하는 기능 상태, 다양한 건강 상태와 진단, 처치 및 치료, 그리고 재정적 불안정을 나타내는 항목 등을 평가하기 위한 도구이다.

interRAI 체크업 평가 시스템

interRAI 체크업 평가 시스템은 전 세계 어디서나 지역사회를 기반으로 한 서비스와 케어의 포괄적인 계획 방법을 알려 주는 시스템으로, 사용하기 편하고 신뢰할 수 있으며, 사람 중심의 시스템으로 설계되었다. 평가대상자의 필요, 강점, 선호를 평가함으로써 대상자의 기능과 삶의 질에 초점을 맞추고 있다. 또한 적절한 시기에 의뢰가 이루어질 수 있도록 한다. 여러 번 평가를 수행할 경우 서비스나 케어에 대한 평가대상자의 반응을 성과 기반 평가(outcome-based assessment)하는 기초 자료가 된다.

interRAI 체크업 평가 도구는 다른 interRAI 평가 도구 및 문제 파악 장치들(tools)과 호환되도록 설계되었다. 이러한 호환성은 다양한 의료 환경 내에서 일관된 건강 평가를 통해 케어의 연속성을 향상시키고, 단절된 케어 제공 장소 중심의 평가(site-specific assessments)가 아니라 사람 중심의 평가(person-centered evaluation)를 가능하게 한다.

interRAI 체크업 평가 시스템에 대하여

매뉴얼은 지역사회에 거주하는 성인 평가대상자들에 대한 정확하고 일관된 평가를 위한 정보를 제공한다.

interRAI 체크업 평가 도구 사용

interRAI 체크업 평가 도구는 임상적으로 사용하기 위해 설계된 표준화된 최소한의 평가 및 스크리닝 도구이다. interRAI 체크업의 자가보고 버전은 Part V에 수록되어 있다.

interRAI 체크업 평가 도구에 있는 문항들은 다양한 영역에 걸쳐 평가대상자의 객관적인 수행 정도와 수행 능력을 평가한다. interRAI 체크업 평가 도구 작성 시 유의할 주요 사항은 다음과 같다.

- interRAI 체크업 평가 도구는 임상 전문가(간호사, 사회복지사, 의사, 치료사 등)와 그 외 훈련받은 사람들[예: 초기 상담자(intake workers), 사례관리자]이 사용하도록 설계되었다. 적절한 훈련을 받은 사람이면, 임상 경력이 없더라도 대부분 정확하게 평가할 수 있다. 어떤 사람이 평가를 해야 하는가에 대해 필수 조건이 있는 것은 아니지만, 서비스 제공 기관은 평가의 정확성을 보장하기 위해 질 보장 시스템을 운영할 책임이 있다.
- interRAI 체크업 평가 도구는 문항과 정의로 구성되어 있다. 이 도구는 평가대상자와 그의 기능과 삶에 대한 대화를 나누기 위한 안내 자료로 사용되어야 한다.
- 평가 과정에는 평가대상자 및 (가능하고 도움이 된다면) 가족과의 면담, 가정 환경 내에서의 평가대상자 관찰, 가능한 경우 이차적인 자료에 대한 검토 등이 필수적이다. 가능하면 평가대상자가 일차적인 정보원이 되어야 한다.
- interRAI 체크업 평가 도구의 문항들은 논리적인 흐름에 따라 구성되어 있으므로 문항들이 나열된 순서대로 작성한다. 그러나 이 순서에 꼭 얽매일 필요는 없으며, 평가자와 평가대상자에게 적합한 순서에 따라 작성할 수 있다.
- 평가자가 일관되지 않은 다양한 정보를 종합해야 할 경우(예: 평가대상자 딸의 응답이 평가대상자의 보고와 매우 다른 경우), 평가자는 개별 문항에 대한 최적의 답변이 무엇인지 결정하기 위해 스스로 판단을 해야 한다.
- 가능하다면 평가자는 정보를 제공하는 사람과 개별적으로 대화하도록 한다.
- 가능하다면 평가대상자의 집에서 평가를 수행한다. 일부 평가 문항은 평가대상자의 집이 아닌 곳(예: 병원, 주간보호시설, 병원 외래)에서 작성되어도 정보의 질이 저하되지 않지만, 일부 중요한 문항들(예: 환경적 요소)은 집에서 평가하는 것이 가장 정확하다.
- 최초 interRAI 체크업 평가는 평가대상자가 처음 기관에 의뢰되거나 또는 (노인공공주택 등에) 입주했을 때 수행되어야 하며, 이후의 평가는 기관의 계획된 일정에 따라 진행하면 된다. interRAI는 각 평가 사이에 6개월에서 1년 정도의 기간을 두는 것을 추천한다.

평가대상자에게 평가 과정 소개하기

interRAI 체크업 평가에 대해 소개할 때 가능하면 평가대상자와 직접 이야기한다. 다른 사람과 이야기할 때는 "노인", "환자"와 같은 용어를 사용하거나 "~씨", "어머님", "아버님", "어르신" 등의 단어를 사용할 수도 있다.

interRAI 체크업 평가 과정의 기본 원칙

평가자는 평가대상자의 집에서 손님이다.

평가의 목적은 다음과 같은 목표를 위해 평가대상자에 대한 포괄적인 평가를 완료하는 것이다.

- 평가대상자와 그의 기능 및 인지 능력의 강점과 약점을 아는 것
- 건강 문제(있을 경우)를 이해하는 것
- 평가와 뒤이은 돌봄/서비스 과정에서 평가대상자의 의사가 반영되도록 하는 것

이를 위해 필수적으로 해야 할 일

- 방문 목적 밝히기
- 현재 있거나 향후 생길 수 있는 기능적 · 의학적 · 사회적 문제 확인
- 평가대상자의 장점과 강점 확인
- interRAI 체크업 평가의 각 문항을 정확하게 작성하기 위해 보고 들은 내용 통합

interRAI 체크업 평가를 이용하여 수집한 정보는 다음과 같이 사용된다.

- 인지되지 않았거나 충족되지 않은 서비스 필요에 대한 추가적인 평가에 기초자료 제공
- 평가대상자 개인의 고유한 생활 환경의 맥락에서 현존하거나 잠재적인 제한 요인들을 검토하고, 대상자의 삶의 질과 기능을 최대화시킬 수 있도록 관리하기 위한 케어 계획 작성
- 평가대상자의 삶의 질, 생활 방식, 기능과 관련된 이슈들에 대해 대상자와 대화 개시

평가를 통해 식별된 모든 기능적 · 의학적 · 사회적 문제들이 완전히 다루어질 것을 기대하지 않는다. 오히려 추후 평가 및 관리를 위한 계획 수립을 위해 현재 평가대상자의 삶의 질을 저하시키는 주요한 기능적 · 의학적 · 사회적 환경을 밝혀내는 것이 더 중요하다.

모든 급성 의료 문제에 대해서는 평가대상자가 그 문제에 즉각적인 관심을 갖도록 하며, 가정에서 제공받을 수 있는지 여부와 관계없이 대상자가 적절한 의료 서비스를 찾도록 조언해 주어야 한다.

interRAI 체크업 평가 과정 시작하기

분위기를 편안하게 하기 위한 질문 하기. 평가자는 평가 과정을 시작하면서 평가대상자 및 가족과 대화를 시작할 수 있게 해주고 평가에 필요한 많은 정보를 끌어낼 수 있도록 "분위기를 편안하게 해주는 질문들(icebreaker questions)"을 던질 수 있다. 이러한 질문들이 평가 도구에 실려 있지는 않다. 이는 국가 및 지역의 관습에 따라 다를 수 있고, 최초 평가인지 추후 평가인지에 따라 다를 수 있다. 다음은 몇 가지 예이다.

- 일상활동에 얼마나 적극적으로 참여하시나요?
- (평가대상자는) 요즘 어떠신가요? (평가대상자가) 집에서 움직이시는 건 어떠신가요?
- 작년(또는 이전에 봤을 때)과 비교해서 요즘 (평가대상자의) 건강은 어떠세요?
- (평가대상자는) 하고 싶은 것들을 충분히 할 수 있을 만큼 건강이 괜찮은 것 같나요?
- (평가대상자는) 하고 싶은 것들을 하실 수 있나요? (평가대상자에게) 어떤 종류의 도움이나 서비스가 필요한가요?

평가 순서 설정하기. 평가대상자의 집에서 평가를 실시할 때, 평가자는 평가 문항들을 어떠한 순서로 물어볼지 생각해 볼 필요가 있다. 평가대상자의 인지 능력과 의사소통 능력을 먼저 평가하면 평가대상자로부터 얻는 정보의 신뢰도를 가늠해 볼 수 있어 도움이 된다. 평가자는 또한 평가 과정과 특정 문제에 대한 평가대상자의 반응을 세심하게 고려할 필요가 있다. interRAI 체크업 평가 영역들은 순서가 정해져 있는 것은 아니므로, "분위기를 편하게 해주는 질문"에 대한 평가대상자의 반응을 통해 어느 영역을 우선적으로 평가해야 하는지에 대한 실마리를 찾도록 한다. 평가자는 interRAI 체크업 평가를 완성하기 위한 모든 정보를 수집해야 하지만, 이는 단순한 설문지가 아니며, 평가대상자의 강점과 필요에 따라 평가 과정의 속도와 우선순위를 결정해야 한다. 평가대상자와 여러 차례 면담을 하거나, 가족이나 다른 돌봄제공자 또는 주치의와 추가적인 접촉이 필요할 수도 있다.

매뉴얼 사용 방법

매뉴얼은 항상 interRAI 체크업 평가 도구와 함께 사용해야 한다. interRAI 체크업 평가 도구는 그 자체가 상당한 정보를 포함하고 있다. 정확한 평가를 위해 필수적인, 각 문항의 정의와 평가 과정에 대한 지시를 완전히 숙지할 때까지 도구를 잘 참조하며 평가를 진행한다. interRAI 체크업 평가를 처음 작성하기 전에 매뉴얼에 있는 풍부한 정보를 모두 검토하도록 한다. 그 이후에도 평가를 하는 동안 발생하는 질문들에 대비하여 매뉴얼을 항상 소지하도록 한다. 초반에 이러한 다단계 검토 과정에 충분한 시간을 할애하면 향후 많은 시간을 절약할 수 있다.

다음에 제시된 가이드라인은 interRAI 체크업 평가 과정에 익숙해지기 위한 권고 사항을 요약한 것이다.

interRAI 체크업 평가 과정에 익숙해지기

첫째, interRAI 체크업 평가 도구를 검토한다.

- 영역들이 어떻게 구성되어 있고, 어디에 정보를 기록해야 하는지 확인한다.
- 예전에 다른 종류의 interRAI 평가 도구를 사용해 보았다면, 도구를 검토해 새로운 문항이나 보기의 변화를 파악하는 것으로 시작한다.
- 한 영역씩 꼼꼼히 검토한다. 문항의 정의와 보기를 확인한다. 평가 방법, 시간 계획, 전반적인 기입 방식을 검토한다.
- 문항의 정의와 지침이 명료한가? 그 정의와 지침이 기관에서 현재 하고 있는 실무와 다른가? 어떤 영역이 더 명료해져야 하는가?

둘째, 평가자가 아는 사람을 대상으로 하여 interRAI 체크업 평가 도구 샘플을 작성해 본다.

- 평가대상자에 대해 이미 알고 있는 것을 기반으로 하여 interRAI 체크업 평가 도구에 적절한 응답을 기입한다.
- 추가적인 정보가 도움이 될 것 같으면 이를 메모해 둔다. 특정 문항에 필요한 정보를 어떻게 획득할 수 있는가? 평가대상자에게 물어볼 것인가, 가족구성원과 면담을 할 것인가?

셋째, Part III에 있는 "interRAI 체크업 평가 도구 문항별 지침"을 검토하여 평가 도구를 완료한다.

- Part III에는 다음과 같은 내용이 들어 있다.
  - interRAI 체크업 평가 도구 문항의 목적
  - interRAI 체크업 평가 도구 문항을 작성하는 데 도움이 되는 정의와 평가 방법
  - 대부분의 문항에서 기준으로 쓰이는 3일이 아닌 관찰 기간을 적용하는 문항에 대해 상기시켜 주는 설명
  - 문항에 따라 누구에게 물어야 하는 질문인가에 대한 내용
- 항목별 정의를 읽으면서 처음 평가해 본 대상자에 대해 interRAI 체크업 평가 도구를 작성하면서 가졌던 의문점을 검토한다. 평가 방법 및 과정과 관련하여 처음에 가졌던 의문점을 해결하는 데 도움이 되는 매뉴얼의 해당 영역을 주의하여 살펴본다.
- 평가 도구의 한 영역씩 이에 해당하는 지침의 내용을 읽는다. 다음 영역으로 넘어가기 전에 이전 영역의 내용을 모두 이해했는지 확인한다. 이전에 작성한 사례를 검토하면서 이전의 응답이 여전히 적절하다고 여겨지는지 검토한다. 매뉴얼의 모든 내용을 꼼꼼히 살펴보는 데에는 상당한 시간이 걸리지만 서두르지 않도록 한다. 정의와 작성 지침을 충분히 이해할 수 있도록 한 영역씩 꼼꼼히 살펴보도록 한다.
- interRAI 체크업의 항목 정의, 평가 지침, 사례들 중 당신의 기대와 많이 다른 것이 있는가? 예를 들어 "일상생활 활동(ADLs)"이나 "기분(mood)"에 대해 작성하는 방법을 이해하겠는가?
- interRAI 체크업 평가 도구를 처음 검토할 때 배웠다고 생각했던 것과 다른 정의나 평가 방법이 있는가? 처음 작성했던 사례를 지금 작성한다면 처음과는 다르게 작성하겠는가?
- 기관 실무에서 사용하는 용어와 다른 정의나 평가 방법이 있는가?
- 의문점들에 대해서는 매뉴얼의 해당 영역 옆에 표기를 해둔다. 향후 공식적인 교육 프로그램에 참석하여 이 문제들을 논의할 수 있도록 준비해 둔다.

매뉴얼에 들어 있는 정보들의 향후 활용

- 평가 과정 동안 매뉴얼을 항상 소지하고 다닌다.
- 필요시 의문이 생기는 개별 문항들의 목적을 검토한다.
- interRAI 체크업 평가 도구를 사용하는 동안 평가의 정확성을 높이기 위해 매뉴얼을 항상 참고서로 활용한다.

Part III

interRAI 체크업 평가 도구 문항별 지침

이 장은 평가자들이 interRAI 체크업 평가 도구를 작성하고 문항들을 일관되게 해석할 수 있도록 많은 문항**(모든 문항은 아니지만)**에 대해 다음과 같은 정보를 제공한다.

목적

interRAI 체크업 평가 도구에 각 문항(문항 세트)이 포함된 이유와 그 정보가 문제를 발견하고 케어 계획을 수립하는 데에 어떻게 사용되는지에 대한 논의를 포함한다.

정의

중요한 용어들에 대한 설명

방법

문항에 대한 정확한 답변을 결정하기 위한 정보의 출처와 방법으로, 정보의 출처에는 다음과 같은 것들이 있다.

- 평가대상자 면담 및 관찰
- 가족구성원, 다른 돌봄제공자, 촉탁의, 담당 의사와의 논의
- 의무기록지 또는 기타 행정 관련 서류들

기입

각 문항에 대한 응답을 기록하는 적절한 방법에 대한 설명으로, 각 선택지들에 대한 설명도 포함되어 있다.

이 문항별 지침은 interRAI 체크업 평가 도구의 문항 배치 순서를 따른다.

Section A

신원 정보

목적 이 영역은 평가대상자를 식별하고 평가 내용을 순차적으로 연결하기 위해 필요한 개인 식별 정보를 포함한다.

A1. 이름

정의 평가대상자의 법적인 이름을 의미한다.

기입 명확한 글씨로 성과 이름을 기입한다.

A2. 성별

정의 **기타** — 평가대상자 스스로 남/녀 이외의 성별로 자신을 인식하는 경우

기입 평가대상자가 스스로 인식하는 성별을 기입한다.

1. 남
2. 여
3. 기타

A3. 생년월일

기입 연도는 네 자리 숫자로 기입하고, 태어난 달과 날짜는 각각 두 자리 숫자로 기입한다. 한 자리 숫자로 된 달이나 날짜는 앞에 "0"을 붙여서 쓴다. 예: 1952년 11월 1일

1	9	5	2	년	1	1	월	0	1	일

A4. 결혼 상태

기입 평가대상자의 현재 결혼 상태에 해당하는 응답을 선택한다. 만약 평가대상자가 사실혼 관계에 있다면 "2. 기혼(사실혼 포함)"을 선택한다. 만약 대상자가 법적으로 결혼으로 인정되는 동

성 관계에 있다면 “2. 기혼(사실혼 포함)”으로 기입한다. 만약 대상자가 법적으로 결혼으로 인정되지 않는 장기간의 동성 관계에 있다면 “3. 동거(파트너 혹은 애인)”로 기입한다.

1. 미혼
2. 기혼(사실혼 포함)
3. 동거(파트너 혹은 애인)
4. 사별
5. 별거
6. 이혼

A5. 주민등록번호 [한국]

목적 평가대상자 개인을 확인하는 번호를 기록하는 것

방법 평가대상자나 가족에게 물어보거나 기관 내에 있는 원무과에서 확인한다.

기입 주민등록번호 13자리를 기입한다.

A6. 평가 이유

목적 본 평가를 실시하는 이유를 기록하는 것

기입 평가 이유에 해당하는 숫자를 기입한다.

1. **최초 평가** — 프로그램에 등록하는 시점이나 평가대상자를 처음 만났을 때 수행하는 평가
2. **정기 재평가** — 케어 계획/서비스가 적절하고 평가대상자의 현재 상태를 잘 반영하도록 하기 위해 실시하는 정기적인 추후(follow-up) 평가
3. **재이용 시 평가(급성기 병원 입원 등으로 인한)** — 평가대상자가 병원에서 퇴원했거나, 계획된 일시적인 서비스 중지 이후 다시 프로그램에 들어왔을 경우 수행하는 평가
4. **중요한 상태 변화로 인한 재평가** — 지속 관리 기간 중 평가대상자의 상황이나 상태에 중요한 변화가 있을 때 수행되는 포괄적 재평가. 만약 상태 변화가 병원 입원 후에 나타난 것이라면 “3. 재이용 시 평가”에 기입
5. **서비스 종료 평가(지난 3일간 서비스를 포괄하는)** — 서비스 제공이 영구적으로 종료될 예정이고 interRAI 체크업 평가 전체가 완료되었을 경우에는 이 보기를 선택해야 함. 이는 서비스 종료 시점에 기록을 “종결(closing)”하는 방법이며, 어떤 종류의 서비스 종료 평가를 실시할 것인지는 평가자의 기관이 결정함 [“서비스 종료 평가(지난 3일간 서비스를 포괄하는)” 또는 “서비스 종료 추적관리(tracking)” 중에서]

6. **서비스 종료 추적관리(tracking)만** — 평가대상자가 interRAI 체크업 평가 전체를 마치지 않고 프로그램 참여를 종결할 때 이 보기를 선택함. 서비스 종료 추적관리 문항들은 데이터 시스템 내에서 평가대상자가 해당 프로그램의 서비스를 더 이상 받지 않을 것임을 표시하기 위해 작성됨[예: 계획에 따라 프로그램 참여를 종료하는 경우, 프로그램이 시행되는 지역을 떠남, 평가대상자의 사망, 장기거주시설(extended-stay facility) 입소 또는 병원 입원으로 인해 프로그램에 다시 들어오지 않을 것으로 예상될 때]
7. **기타(예: 연구)** — 질 향상, 임상 연구, 현재 계획의 적합성 확인[정기적인 "추후(follow-up)" 평가 아님], 중증도 도구 개발, 지역사회 서비스 요구도 평가 등의 이유로 기존 평가 계획 외에 수행하는 평가

A7. 평가 기준일

목적

평가를 완료하는 기준 시점으로, 공통된 관찰 기간을 설정하기 위한 것

정의

interRAI 체크업 평가 도구에 있는 문항들의 공통적인 관찰 기간의 정해진 마지막 시점이다. 따로 명시되지 않은 경우 평가대상자에 대한 거의 모든 정보는 지난 3일의 기간을 적용하고, 대상자의 상태 또는 수행 여부와 관련한 문항은 평가 기준일을 포함한다. 대상자 평가는 대개 한 번 방문했을 때 수집한 정보를 통해 작성된다. 그러나 평가가 두 번으로 이어진다 하더라도, interRAI 체크업 문항의 해당 정보는 처음에 설정한 평가 기준일을 기준으로 수집하여 기입해야 한다. 다시 말하면, 평가자가 각기 다른 날짜에 평가대상자를 방문했다 하더라도, 최초 방문 시에 설정했던 평가 기준일에 해당하는 기간 내에 대상자 상태를 평가하여 모든 문항을 작성해야 한다.

기입

연도는 네 자리 숫자를 기입한다. 평가의 월(month)과 일(day)은 두 자리 숫자를 기입한다. 만약 한 자리 숫자라면 앞의 빈칸에는 자릿값으로 "0"을 입력한다.

예: 2022년 5월 8일. 3-day 문항들의 관찰 기간은 5월 6~8일.

2	0	2	2	년	0	5	월	0	8	일

A8. 평가 시 거주지 [한국]

목적

현재 평가 시점에서 평가대상자의 거주지를 기록하는 것. 평가대상자는 그곳에서 장기간 거주했을 수도 있고, 단기간만 거주했을 수도 있다.

방법

평가자가 평가대상자의 현재 거주지를 확실히 알 수 없으면, 대상자 본인이나 가족에게 묻거나 평가대상자의 행정 기록을 검토한다.

기입

하나의 응답만을 선택해 해당하는 번호를 빈칸에 기재하도록 한다. 만약 한 자리 숫자의 보기를 선택한다면, 앞자리를 비워 둔다.

1. **개인주택/아파트/전월세** — 평가대상자 본인의 소유인지 아닌지는 상관없이 지역사회에 위치한 주택, 빌라, 아파트 또는 방. 은퇴자 공동체(retirement communities) 또는 노인이나 장애인을 위한 독립된 주택 포함
2. **양로시설/노인공동생활가정** — 노인에게 급식과 그 밖의 일상생활에 필요한 편의를 제공
3. **지원주거(assisted living) 혹은 준독립주거(semi-independent living)** — 감독, 홈케어 건강 서비스, 가사 관리, 개인 지원 서비스, 식사 서비스, 교통수단 이용 등 다양한 수준의 지원 서비스가 통합되어 있는 공동생활 환경으로, 입소 시설이 아닌 지역사회 거주지
4. **정신보건 거주지(예: 정신질환자 그룹홈)** — 감독과 제한적 서비스(식사, 집안일)를 필요로 하는 정신적 문제를 가진 성인을 위한 거주지
5. **신체장애인 그룹홈** — 신체장애가 있는 사람들에게 서비스를 제공하는 거주지로, 일반적으로 직원이 24시간 상주하는 가운데 단체로 생활하며, 가능한 한 독립적이고 능동적으로 지내도록 독려됨
6. **지적장애인 거주지** — 지적장애가 있는 사람들에게 서비스를 제공하는 거주지로, 일반적으로 직원이 24시간 상주하는 가운데 단체로 생활하며, 가능한 한 독립적이고 능동적으로 지내도록 독려됨
7. **정신병원/병동** — 정신과 질환의 진단과 치료에 중점을 두는 병원으로, 급성기 케어, 재활, 만성 케어 병원 같은 다른 입원 시설들과 분리되어 있음. 정신병동은 종합병원 내에 있는 하나의 병동으로, 정신과 질환의 진단과 치료만을 전문적으로 담당함
8. **노숙(쉼터 이용하든 하지 않든)** — 노숙자는 일정한 거주지(주택, 아파트, 방, 기타 정기적으로 머무는 장소)가 없음. 거리나 외부에서 생활하며, 차, 폐건물, 다리 밑 등에서 잠을 잠. 노숙자를 위한 쉼터를 이용하고 있을 수도 있고 아닐 수도 있음
9. **장기요양시설(너싱홈/노인요양공동생활가정)** — 치매, 중풍 등 노인성 질환 등으로 심신에 상당한 장애가 발생하여 도움을 필요로 하는 노인에게 급식, 요양과 그 밖의 일상생활에 필요한 편의를 제공함
10. **재활병원/병동** — 재활병원은 질병이나 손상으로 인해 신체 기능이 저하된 사람들의 신체 재활 또는 직업 재활에 중점을 두는 허가된 병원이고, 재활병동은 급성기 병원 내에 있으며 질병이나 손상으로 인해 신체 기능이 저하된 사람들의 급성기 신체 재활 또는 직업 재활에 중점을 둠
11. **호스피스 시설/완화 케어 병동** — 호스피스 시설(또는 더 일반적인 케어를 제공하는 시설 내에 위치한 호스피스 병동)은 여명이 6개월 미만인 말기 질환이 있다고 의사가 진단한 사람들에게 케어를 제공함. 호스피스 케어의 목적은 대상자와 가족을 돕는 한편 대상자를 위로하고 그들의 삶의 질을 유지시키는 것. 완화 케어는 완치를 위한 치료에 반응하지 않는 질병을 가진 대상자들에게 제공하는 케어를 말함. 통증 및 증상 완화를 목표로 하며, 생명을 연장하는 치료법 사용 역시 배제하지 않음. 완화 케어는 대개 생명을 위협하는 질병을 진단받은 시점부터 제공됨
12. **급성기 병원** — 급성적인 의료 문제의 진단과 치료에 중점을 두는 급성기 병원으로 허가된 시설을 말함

13. **교정시설** — 형사 법정에서 금고나 징역을 선고받은 사람들을 수용하기 위한, 지방 및 중앙 정부가 운영하는 모든 종류의 감옥, 교도소, 사회복귀시설(halfway house)

14. **기타** — 위에 나열되지 않은 다른 형태의 거주지

15. **요양병원**

A9. 거주 현황

목적

평가대상자가 누구와 함께 거주하는지를 기록하는 것. 이 항목은 평가대상자가 받는 서비스 양의 적절성 혹은 다른 종류의 서비스에 대한 필요가 있는지 결정하는 데 도움이 될 수 있다.

방법

평가대상자나 가족에게 물어본다.

기입

평가대상자가 현재 함께 살고 있는 사람에 해당하는 보기를 찾아 기입한다. 이 문항은 서비스 시작 준비 단계에서의 임시적인 거주 현황은 포함되지 않는다. 하나의 응답만을 선택하고 빈칸에 기재하도록 한다.

1. **독거** — 반려동물과만 함께 사는 경우, 길거리에서 거주하는 경우, 집이 없는 경우(쉼터 이용 여부와 상관없이) 포함
2. **배우자/파트너만** — 배우자/파트너, 이성 친구, 사실혼, 장기간의 동성 관계 포함
3. **배우자/파트너 및 다른 사람(들)** — 배우자/파트너와 함께 다른 사람(가족 또는 친족 관계가 아니더라도)도 함께 거주
4. **배우자 없이 자녀와** — 자녀만 함께 거주하거나 자녀(들) 및 다른 사람들과 함께 거주함. 그러나 같이 사는 배우자나 파트너는 없음
5. **부모 또는 법적 보호자와** — 부모 또는 법적 보호자와만 거주하거나, 부모 또는 법적 보호자 및 다른 사람과 함께 거주함. 그러나 같이 사는 배우자나 파트너, 자녀는 없음
6. **형제, 자매** — 형제, 자매와만 함께 거주하거나 형제, 자매 및 다른 사람들과 함께 거주함. 그러나 같이 사는 배우자나 파트너, 부모나 법적 보호자는 없음
7. **다른 친척** — 배우자나 파트너, 자녀, 부모, 형제, 자매가 아닌 친척(숙모나 삼촌 같은)과 함께 거주함
8. **친척 아닌 다른 사람** — 단체 거주지(예: 양로시설/노인공동생활가정, 장기요양시설, 그룹홈, 교정시설)에 거주하거나, 친척이 아닌 사람(예: 룸메이트)과 거주지를 공유함. 노숙자 쉼터와 같이 하룻밤 정도 머무는 것은 제외함

Section B

인지와 의사소통

기억하고, 의사 결정을 내리고, 일상적인 자가관리(self-care) 활동을 계획하고, 타인과 의사소통하는 일을 평가대상자가 실제로 얼마나 잘 수행하는가를 평가하는 것은 중요하다. 이 항목들은 평가대상자가 치료 방침이나 지시를 따를 수 있는 능력, 그리고 지역사회에 살면서 독립적인 의사 결정을 내릴 수 있는 능력에 영향을 미치므로, 케어 계획 수립과 관련된 많은 결정에 있어서 매우 중요한 요인들이다.

B1. 일상적인 의사 결정을 위한 인지 기술

목적

일상생활의 과업과 활동에 대해 일상적인 의사 결정을 내리는 일을 평가대상자가 실제로 얼마나 잘 수행하는가를 기록하는 것. 이 항목들은 추가적인 평가나 케어 계획의 수립을 위해 특히 중요하다. 왜냐하면, 가족들은 부지불식간에 평가대상자의 의존성을 강화시킬 수도 있는데, 이 항목들은 평가대상자의 실제 수행 능력과 현재 수행 수준 간의 차이를 평가자에게 인식하게 해주기 때문이다.

정의

아래와 같은 일상생활 동작들을 예시로 사용할 수 있다.

- 옷 선택하기
- 언제 식사하러 가는지 아는기
- 집 내부 공간을 적절히 알고 사용할 줄 아는가
- 일과를 계획하고 조직하기 위해 주변의 단서를 이용하는가(예: 시계, 달력, 향후 일정이 적힌 게시판)
- 주변의 단서가 없을 때, 일과를 계획하기 위해 적절하게(예: 반복해 묻지 않고) 가족에게 정보를 구하는가
- 일과를 조정하는 데에 있어 자신의 강점과 약점을 알고 활용하는가(예: 필요할 경우 다른 사람에게 도움을 구함)
- 어떻게 그리고 언제 집 밖으로 나갈지에 대해 적절한 결정을 내리는가. 워커나 다른 보조기구 사용의 필요성을 알고 이를 꾸준히 사용하는가

방법

평가대상자와 면담하고 관찰한다. 그런 다음 가족구성원이나 다른 돌봄제공자의 의견을 구한다. 하루에 발생했던 일들을 검토한다. **질문들은 일상생활의 과업들을 어떻게 처리할지 에 대해 평가대상자가 실제로 능동적으로 의사 결정을 내리고 있는가에 초점을 두어야 하며, 다른 사람이 생각하는 평가대상자의 능력에 초점을 맞추어서는 안 된다. 즉, 이 문항의 목적이 평가대상자가 현재 하고 있는 것(실제 수행 정도)을 기록하는 것임을 명심한다.** 만약 일상생활의 과업들과 관련하여 가족구성원들이 대신 의사 결정을 한다거나, 평가대상자가 (능력 수준이 어떠한지에 관계없이) 의사 결정에 참여하지 않기로 한다면, 일상적인 의사 결정을 위한 인지 기능은 손상된 것으로 간주해야 한다.

기입 가장 적절한 대답에 해당하는 번호를 기입한다. 만약 평가대상자가 코마 상태이거나 의식불명이라면(보기 "5"), Section B의 나머지 부분은 생략하고 바로 C3 문항으로 넘어간다.

0. 독립적 — 의사 결정이 일관되며, 합리적이고 안전함(생활 방식, 문화, 가치관이 반영됨)

1. 거의 독립적 — 익숙한 상황에서는 의사 결정이 합리적이고 적절하나, 새로운 업무나 상황에 닥쳤을 때만 의사 결정에 약간 어려움을 느낌

2. 약간 손상 — 특정 상황에서만 반복적으로 의사 결정이 부적절하거나 위험하여 그런 상황에서는 지시나 감독이 필요함

3. 상당한 손상 — 거의 모든 상황에서 의사 결정이 부적절하거나 위험하여 일상생활을 계획 및 조정하고 수행하는 데에 있어 항상 지시나 감독이 필요함

4. 심각한 손상 — 의사 결정을 전혀 혹은 거의 하지 못함

5. 의식불명, 코마 — 응답할 수 없음[C3 문항으로 이동]

B2. 기억/회상 능력

주: 평가대상자가 코마 상태이거나 의식불명(B1 문항에 "5"로 답함)이라면, B2-B7 문항과 C1, C2 문항은 답하지 말고 바로 C3 문항으로 이동한다.

목적 최근의 사건들에 대해 기억하는 능력(단기 기억)을 평가하는 것

정의 **B2a. 단기 기억 정상** — 5분 후에도 기억을 하는 것으로 보임

방법 단기 기억을 평가하는 구조화된 테스트를 실시한다(주로 사용되는 방법은 아래 예시를 참고). 이 방법이 가능하지 않다면 평가대상자와 평가자가 함께 알고 있거나(예: 새로운 정치지도자 선거, 중요한 휴일), 가족구성원에게 확인할 수 있는 최근에 일어난 사건(예: 아침 식사 메뉴)에 대해 묘사해 보도록 한다. **만약 기억 능력에 대한 긍정적인 지표가 없다면 "1. 기억 문제 있음"으로 표시한다.**

단기 기억 평가를 위한 구조화된 접근의 예

평가대상자에게 몇 분 동안 관련이 없는 3개의 단어(예: 책, 시계, 탁자)를 기억하도록 한다. 먼저 평가자가 3개의 단어를 말한 후, (평가자가 말한 것을 듣고 제대로 이해했음을 확인하기 위해) 평가대상자에게 이를 따라 말하도록 한다. 다른 평가 문항을 진행하면서 다른 화제로 대화를 한다. 침묵하거나 방을 떠나지는 않는다. 5분 이내에 각각의 물건 이름을 다시 말하도록 한다. 의사소통에 장애가 있다면 비언어적 응답도 가능하다(예: 기억 나는 물건들을 손으로 가리키도록 했을 때, 그렇게 할 수 있음). **평가대상자가 단어 3개를 모두 회상해 내지 못한다면, B2 문항은 "1. 기억 문제 있음"으로 평가되어야 한다.**

기입 알고 있었거나 알게 된 것을 회상하는 능력에 대해 답한다.

0. 기억 정상

1. 기억 문제 있음

기억/회상 능력 기입 방법의 예

L 씨는 90세의 전직 사서로, 고관절 수술을 받고 재활병원에서 작업치료와 물리치료를 받은 후 퇴원해서 7일 전에 집으로 돌아왔다. 평가 동안 L 씨는 면담 중 앞서 나누었던 대화를 자세하게 회상할 수 있었다.

"0", 즉 "기억 정상"으로 기입한다.

I 씨는 30년간의 알코올 남용 기록이 있는 63세의 이혼남이다. 3주 전에 I 씨는 자신의 방 침대에서 발생한 화재로 인해 기절하여 왼쪽 귀와 목, 가슴에 2도 화상을 입었다. 그는 화상, 연기 흡입, 알코올진전섬망(delirium tremens) 치료를 위해 급성기 병원에 입원하였다.

병원에서 퇴원한 지 이틀째에 실시한 평가에서 I 씨는 단기 기억 평가를 위해 제시된 3개의 물건들 중에서 하나밖에 기억하지 못했다. 또한 아침 식사로 무엇을 먹었는지 기억하는 것도 어려워했다.

"1", 즉 "기억 문제 있음"으로 기입한다.

B3. 90일 전(또는 마지막 평가 이후)과 비교한 의사 결정 능력의 변화

목적

90일 전(마지막 평가 이후 90일이 지나지 않았다면, 마지막 평가 이후)과 최근의 의사 결정 능력의 변화를 비교하는 것. 그러한 변화는 일시적일 수도 있고 영구적일 수도 있으며, 원인(예: 향정신성 약물 투약 또는 통증 발현)을 알 수도, 알 수 없을 수도 있다. 만약 평가대상자가 홈케어 프로그램이 처음이라면, 프로그램 시작 후의 변화와 시작 이전 기간의 변화를 **모두** 포함하도록 한다.

방법

본인 및 가족들에게 물어본다. 90일 전(마지막 평가 이후 90일이 지나지 않았다면, 마지막 평가 이후)과 현재의 의사 결정 능력을 비교해 보기를 요청한다. 90일이라는 기간을 잘 알려 주기 위해, 3개월 전에 발생한 분명한 사건을 언급하면서 이 사건과 연관지어 의사 결정 능력의 변화를 물어보도록 한다. 예를 들어 만약 3개월 전에 가족을 방문했다면, 방문 기간 동안의 의사 결정 능력에 대해 물어본다.

기입

0. 향상

1. 변화 없음

2. 저하

8. 불확실

B4. 자신을 이해시키기(표현)

목적

요청, 요구, 의견, 긴급한 문제, 사교적 대화를 표현하거나 의사소통하는 능력을 기록하는 것. 말하기, 쓰기, 수화 또는 이들을 조합한 다양한 형태의 의사소통 방법이 있다(글자판 또는 키보드 사용 포함).

방법

평가대상자와 상호작용하면서 평가자와 소통하기 위한 평가대상자의 노력을 관찰하고 경청한다. 가능하다면 평가대상자와 가족의 상호작용을 관찰하도록 한다. 만약 의사소통에 필요한 도구를 가지고 있다면 평가 시에도 이를 사용하도록 한다. 가능하다면 다른 사람들과(예: 일대일, 그룹 활동 시, 가족과 함께 있을 때), 또한 다른 상황(예: 차분할 때, 혼란스러울 때)에서 어떻게 상호작용하는지도 관찰한다. 이 문항은 언어에 대한 이해의 차이로 인해 발생하는 것(예: 평가대상자가 평가자에게 익숙하지 않은 언어만을 사용함)을 평가하기 위한 것이 아니다.

기입

가장 적절한 번호를 기입한다.

0. 이해시킴 — 생각을 표현하는 데에 어려움 없음

1. 대부분 이해시킴 — 단어를 찾거나 생각을 마무리하는 데에 어려움(반응 시간 지연)이 있기는 하지만, 충분한 시간이 주어지면 도움이 거의 혹은 전혀 필요하지 않음

2. **종종 이해시킴** — 단어를 찾거나 생각을 마무리하는 데에 어려움이 있어, 대개 도움을 필요로 함
3. **가끔 이해시킴** — 어려움이 있긴 하지만, 최소한 기본적인 욕구(예: 음식, 음료, 수면, 배설, 통증)에 대해서는 구체적인 요구를 할 수 있음
4. **거의 혹은 전혀 자신을 이해시키지 못함** — 평가대상자가 내는 특정 소리나 몸짓을 겨우 해석할 수 있는 수준임(예: 돌봄제공자는 통증이나 배변 욕구의 표현을 파악할 수 있도록 배웠음)

B5. 다른 사람을 이해하는 능력(이해)

목적 말, 글, 수화, 점자 등으로 표현된 언어 정보를 이해하는 능력을 기술하는 것. 이 문항은 단순히 청취하는 능력뿐만 아니라 언어를 처리하고 이해하는 능력도 측정한다.

방법 평가대상자와 상호작용을 해보거나 가족에게 의견을 구한다.

기입 가장 적절한 번호를 기입한다.

0. **이해함** — 다른 사람이 말한 내용을 명확하게 이해하고 말이나 행동으로 이해했음을 표현함
1. **대부분 이해함** — 메시지의 내용이나 의도의 일부분을 놓치기는 하지만 대화의 대부분을 이해함. 정보를 통합하는 데에 가끔 어려움이 있지만 대부분 말이나 행동으로 이해했음을 표현함
2. **종종 이해함** — 메시지의 내용이나 의도의 일부분을 놓치기는 하지만 반복이나 추가적인 설명을 통해 대화 내용을 종종 이해할 수 있음
3. **가끔 이해함** — 정보를 통합하는 데에 자주 어려움을 표현하고, 단순하고 직접적인 요청이나 지시에만 적절하게 반응함. 메시지를 바꾸어 말하거나 단순화 혹은 몸짓을 사용하면 이해가 쉬워짐
4. **거의 혹은 전혀 이해하지 못함** — 평가대상자가 대화를 이해하는 능력이 매우 제한되어 보이거나, 메시지를 이해하는지를 평가자가 대상자의 언어적·비언어적 반응에 기반해 판단할 수 없음. 대상자가 소리를 들을 수는 있지만 메시지를 이해할 수 없는 경우도 포함

B6. 시력

목적

적절한 조명하에서 평가대상자가 평소 사용하는 시력 보조기(예: 안경, 돋보기)를 사용했을 때 근거리 물체를 볼 수 있는 시력을 평가하는 것

정의

적절한 조명 — 정상 시력을 가진 사람이 충분하거나 편안하다고 느낄 정도의 조명

방법

평가대상자에게 시력에 대해 물어본다. 가까운 것을 볼 때 평소 착용하는 시력 보조기(예: 안경, 돋보기)를 사용하여, 책이나 신문에 있는 보통 크기의 글씨를 볼 수 있는지 물어봄으로써 앞에서 한 질문을 통해 알게 된 것들이 정확한지 평가한다. 그런 다음 큰 활자부터 시작해 작은 활자까지 큰 소리로 읽어 보도록 한다.

문맹이거나 한국어를 읽지 못하는 사람도 있다는 사실에 주의해야 한다. 그런 경우, 개별 글자나 숫자(예: 날짜, 쪽수)를 읽어 보게 하거나, 작은 그림에 있는 물건의 이름을 말해 보도록 한다. 시력을 평가하기 위한 지시를 이해하지 못하거나 수행하지 못하는 경우, 물체의 이동에 따라 눈이 움직이는지 관찰한다. 이 방법은 정확한 시력을 평가하기에는 한계가 있지만, 시력이 있는지 없는지를 파악하는 데는 도움이 될 수 있다.

기입

가장 적절한 번호를 기입한다.

0. 적절함 — 책, 신문에 있는 보통 글씨를 포함하여 작은 글씨도 볼 수 있음

1. 약간 어려움 — 책, 신문의 큰 글씨는 볼 수 있으나 보통 글씨는 보지 못함

2. 상당히 어려움 — 시력에 제한이 있음. 신문의 헤드라인을 보지는 못하지만, 주변에 있는 물체는 구별 가능함

3. 심각히 어려움 — 물체를 구분하는지 분명하지 않지만, 눈동자는 물체(특히 지나가는 사람)를 따라 움직이는 것으로 보임. 빛, 색깔, 형체만 볼 수 있는 경우도 포함

주: **심각한 인지기능 장애가 있는 평가대상자는 지시를 따르거나 자신이 보는 것을 말할 수 없기 때문에 시력 평가를 실시할 수 없다.** 그러나 이러한 평가대상자들 중 다수는 주변에 있는 물체가 움직일 때 눈이 따라가기도 한다. 이런 반응을 보인다면 "**3. 심각히 어려움**"에 표기한다. 집과 같이 이용 가능한 기술이 제한적인 환경에서는 이 방법이 인지 기능이 손상된 평가대상자에게 적용할 수 있는 최선의 방법이다.

4. 시력 없음 — 전혀 볼 수 없음. 눈동자가 물체(특히 지나가는 사람)를 따라 움직이지 않음

B7. 듣기 능력

목적

(필요하다면 보조 도구를 착용하고, 환경적인 조정을 한 상태에서) 지난 3일 동안의 듣기 능력을 평가하는 것

방법

평가대상자가 평소에 사용하는 청력 보조 도구가 있다면 착용한 후에 듣기 능력을 평가한다. 배터리가 충분한지, 보청기가 켜져 있는지 물어서 확인한다. 평가대상자와 면담 및 관찰을 하고 청력 기능에 대해 물어본다. 평가대상자의 가족에게 의견을 구한다. 평가자와 언어적인 상호작용을 하는 동안 평가대상자를 관찰하면서 획득한 자료가 정확한지 확인한다.

가능하면 평가를 위해 다양하게 관찰해야 한다(예: 일대일 VS 단체 상황에서). 평가대상자가 다른 사람들(예: 가족구성원)과 상호작용하는 것을 관찰한다. 그리고 평가에 영향을 미칠 수 있는 외부적인 요소(예: 주변의 대화, 외부 소음 등)에 항상 신경 쓰도록 한다. 필요하다면 평가대상자의 정확한 청력 수준을 파악하기 위해 가족의 의견을 참고한다.

평가자는 평가대상자와 의사소통하기 위해 무엇을 해야 하는지 알고 있어야 한다. 말을 좀 더 명료하고 천천히 하는 것, 더 크게 말하거나 몸짓을 더 많이 해야 하는 것도 청력에 문제가 있다는 단서이다. 청력에 문제가 있는 사람은 평가자가 말하는 것을 알아채기 위해 얼굴을 바라보거나, 면담을 진행하기 위해 좀 더 조용한 장소로 이동해야 한다.

기입

가장 적절한 번호를 기입한다.

0. **적절함** — 보통의 대화, 대인관계, TV 시청, 전화 사용 등에 어려움이 없음
1. **약간 어려움** — 조용하게 이야기하거나 2m 이상 떨어진 사람과의 대화 등에는 어려움이 있음
2. **상당히 어려움** — 보통의 대화를 알아듣는 데 어려움이 있어, 잘 듣기 위해서는 주위가 조용해야 함
3. **심각히 어려움** — 모든 상황에서 어려움이 있음(예: 말하는 사람이 크게 또는 매우 천천히 얘기해야 하거나, 평가대상자가 모든 말이 중얼거리는 것으로 들린다고 보고함)
4. **청력 없음**

Section C
기분과 사회심리적 안녕

C

C1. 우울, 불안, 슬픔의 가능성을 보여 주는 지표

목적

지난 3일간 위 증상의 지표가 나타나는지 기록하는 것. 지표 또는 행동을 초래한 원인이 무엇인지는 상관없다. 기분장애는 그 자체로 심각한 상태이며, 이환율이 상당히 높은 편이다. 관련 요인으로는 삶의 상황에 대한 부적응, 기능 상태 저하, 일상적인 케어 거부, 활동 참여의 어려움, 사회적 고립, 질병 위험 증가, 인지 기능 손상, 통증에 대한 민감도 증가 등이 있다. 기분장애의 증상과 징후는 치료가 가능하므로 이를 발견해 내는 것이 특히 중요하다.

기분장애가 있거나 행동 증상을 보이는 평가대상자의 평가에 대해 가족들이 특별히 훈련을 받는 것은 매우 드문 일이다. 따라서 가족들이 무언가 문제가 있음을 느끼더라도, 지역사회에서 기분장애는 진단이 잘 되지 않거나 치료가 부족한 것이 현실이다. 그러므로 본 평가는 이러한 문제가 있는지 알아내기 위한 중요한 첫 기회가 될 것이다.

정의

정신 상태를 나타내는 지표들은 언어적으로 표현되거나, 보통 일상생활에서 관찰될 수 있는 비언어적인 지표나 행동으로 나타난다.

- **C1a. 부정적인 말을 함** — 예: "다 부질없어", "차라리 죽는 게 낫겠어", "무슨 소용이 있어?", "너무 오래 살았어", "죽게 내버려둬"
- **C1b. 반복적으로 불평하거나 염려함(건강 관련 문제는 아님)** — 예: 스케줄, 식사, 세탁, 옷, 대인관계 등에 대해 지속적으로 주의와 확인을 요구함
- **C1c. 슬프거나, 고통스럽거나, 걱정스러운 표정을 함** — 예: 찌푸린 이마, 지속적으로 얼굴을 찡그림
- **C1d. 관심 있었던 활동을 중지함** — 예: 오랜 기간 해오던 활동, 가족이나 친구들과 함께 시간을 보내는 것

방법

우울하거나, 불안하거나, 슬픈 사람들은 정신적 고통의 느낌(feeling of psychic distress)을 직접적으로 표현할 수 있다. 고통(distress)은 비언어적 증상을 통해 표현될 수도 있다. 평가대상자가 예전에 한 말(또는 관찰되었던 것)을 잘 숙지하면서 대상자와 대화를 시작한다. 평가대상자 중 자신의 기분에 대해 잘 말하는 편에 속하는 사람들은 자신의 고통에 대해 다른 사람에게 말하거나, 적어도 기분이 어떤지 직접적으로 질문을 받으면 자기 기분을 말한다. 자신의 감정을 말로 표현하는 사람에게는 그 감정 상태가 얼마나 오랫동안 지속되었는지 물어본다. 어떤 평가대상자들은 자신이 어떻게 느끼는지를 나타내는 적절한 단어를 찾는 데에 어려움이 있거나, 지남력(insight) 또는 인지 기능의 저하로 인해 자신의 감정을 명확하게 표현하는 데에 어려움이 있을 수 있다. 계획된 평가 시간 동안 대상자의 모든 징후를 주의 깊게 관찰한다. 현재 대상자의 전형적인 행동 증상에 대해 직접적으로 잘 알고 있는 가족, 그리고 대상

자의 상태를 알고 있는 의료인에게 의견을 구하도록 한다. 이러한 징후들은 문화 차이에 따라 달리 나타날 수도 있음을 기억해야 한다. 어떤 사람들은 문화적 규범으로 인해 정신건강 관련 문제, 감정, 기분 등을 보다 적극적으로 표현할 수도 있고, 어떤 사람들은 반대로 잘 표현하지 않을 수 있다. 평가대상자의 문화적 배경에 대한 평가자의 기대에 기반해 어떤 지표를 축소 해석하지 않도록 주의해야 한다. 다른 한편, 감정 표현을 잘 하지 않는 문화에 속하는 평가대상자들이 나타내는 지표들은 더욱 중요하고 민감하게 다루어야 한다.

기입 평가대상자와의 상호작용이나 관찰 결과, 그리고 가족으로부터 얻은 정보를 바탕으로 각 지표의 존재 여부를 답한다. 평가자가 생각하는 원인이 무엇인지와 관계없이 관찰하거나 보고된 것만을 기초로 하여 기입한다.

0. 없음

1. 있으나, 지난 3일간 나타나지 않음 — 지난 3일간 나타나지는 않았지만, 이런 징후가 분명히 있는 것을 평가자가 아는 경우에만 선택

2. 지난 3일 중 1~2일 정도 나타남

3. 지난 3일간 매일 나타남

C2. 스스로 표현한 기분

목적 지난 3일 동안 평가대상자 스스로가 표현한 기분 상태를 기입하는 것. 어떤 경우는 평가대상자가 지난 3일 동안에는 해당 기분 상태가 없었지만, 최근까지 "이런 문제가 있고 진행 중이다(present and active)"라고 보고하기도 한다.

정의 이 문항들은 평가대상자가 주관적으로 세 가지 차원의 기분 상태(예: 행복, 불안, 불쾌)를 평가한 것을 기입한다.

"지난 3일 동안 얼마나 자주 이런 느낌이 들었나요?"

C2a. 평소 즐기던 활동들이 흥미롭거나 즐겁지 않음
C2b. 불안하고, 안절부절못하고, 걱정스러움
C2c. 슬프거나, 우울하거나, 절망적임

방법 평가자가 기분 상태를 평가하는 문항들에 대한 기입을 마친 후, 본 문항들에 대해 평가대상자에게 직접 물어본다. 각각의 문항에 대해 **평가대상자의 응답만을** 활용하여 기입해야 한다. 대상자의 기분 상태에 대한 평가자의 추론에 기초하여 기입하거나 가족, 친구 및 다른 정보제공자의 응답에 기반하여 기입하지 않도록 한다. 이 3개의 문항들은 엄격히 자가보고 방식으로 다루어져야 한다. 만약 (예를 들어 인지기능 손상으로 인해) 평가대상자가 응답을 할 수 없거나 응답을 거부하는 경우, 이 문항들에 대해 고민하거나 다른 응답으로 대치하지 말고, "**8. 응답 불가**"에 기입한다.

기입

원인과 상관없이 지난 3일 동안 **문항에 나열된 기분 상태를 느낀 적이 있는지, 있다면 얼마나 자주 느꼈는지에 대한 응답**을 활용하여 기입한다. 하루 중 이러한 기분을 느낀 빈도와 관계없이 이러한 기분이 있었는지 여부와 며칠 동안 있었는지 기입하는 것임을 명심한다. 응답을 할 수 없거나 하고 싶어하지 않는 경우는 "**8. 응답 불가**"에 기입한다.

0. 지난 3일간 없음

1. 지난 3일간은 없었지만, 종종 그렇게 느낌 — "지난 3일 동안에는 없었지만, 자주 이런 기분이 들고 진행 중이다(frequently present and active)"라고 응답하는 경우에만 선택

2. 지난 3일 중 1~2일 정도 있었음

3. 지난 3일간 매일 있었음

8. 응답 불가

C3. 사회적 관계/지원

목적

평가대상자의 대인관계 유형과 사회적 환경에 대한 적응에 대해 기록하는 것. 평가대상자가 사회적 활동, 의미 있는 역할, 일상활동에 참여하는 정도를 평가한다. 외로움을 느끼는지 파악한다.

C3a. 오랫동안 즐겨 해오던 사회활동에 참여함

정의

오랫동안 즐겨 해오던 사회활동에 참여함 — 평가대상자는 오랫동안 즐겨 해오던 사회활동에 참여함. 활동의 범위는 매우 다양하고, 적어도 1명 이상의 사람들과 함께 어울려야만 활동에 포함될 수 있음[예: 비공식 클럽모임 또는 종교활동, 빙고나 카드게임, 지역 헌옷재활용센터(clothing bank)에서 자원봉사하기, 저녁에 앞 베란다에서 이웃들과 함께 수다 떨기]

방법

평가대상자에게 사회활동에 대해 질문한다. 어떤 활동에 참여하면서 즐기고 있는가? 가장 최근 활동에 참여했던 때가 언제인가?

기입

0. 전혀 없음

1. 30일보다 이전

2. 8~30일 전

3. 4~7일 전

4. 지난 3일 이내

C3b. **외로움의 정도**

정의 평가대상자가 외롭다고 말하거나 외로워 보인다. 누군가 정기적으로 방문하고 있음에도 불구하고 평가대상자는 그런 방문이 충분하지 않다고 느끼거나 더 많은 사회적 교류를 희망할 수도 있다. 평가대상자가 가끔 외로운 감정에 대해 언급한다고 다른 사람들이 보고할 수도 있는데, 대상자가 답변할 수 없을 경우에는 이 정보를 사용해 평가한다.

방법 평가 도구에 적힌 대로 질문을 던진다. 외로움을 느끼는지 판단하기 위해 평가대상자와 대화해 본다. 외로움을 느낄 경우, 얼마나 자주 그런지 질문한다.

기입
0. 외롭지 않음
1. 특정한 상황이나 이벤트 발생 시에만(예: 배우자의 기일)
2. 가끔(주 1회 미만)
3. 자주(매일 미만)
4. 매일
8. 대상자가 응답하지 못함(않음) — 이 경우 타인들로부터 얻은 정보를 사용할 수 있다.

C3c. **지역사회에 절친한 친구가 있음**

정의 '절친한 친구'는 오랫동안 친구였거나, 비밀을 털어놓을 수 있거나, "힘들 때 같이 있어 주는" 친구를 말한다.

방법 평가대상자에게 질문한다.

기입
0. 아니요
1. 예
8. 대상자가 응답하지 못함(않음) — 이 경우 타인들로부터 얻은 정보를 사용할 수 있다.

C3d. **지난 3일간 비공식적 서비스 및 적극적 모니터링에 소요된 시간**

목적 비공식 돌봄제공자(친척, 친구, 이웃)가 지난 3일 동안 평가대상자를 방문하여 적극적인 모니터링을 하는 것을 포함하여, 대상자의 IADL 및 ADL 수행을 도와주는 데에 소요된 시간을 확인하는 것

정의 **비공식적 서비스** — 주 돌봄제공자(도움제공자 1)에 한정되지 않고 가족, 친구, 이웃 등 평가대상자에게 도움을 제공하는 사람들에 의한 케어를 의미함
도구적 일상생활활동(IADLs) — 식사 준비, 집안일, 재정 관리 등을 포함(IADLs의 전체 목록은 문항 D1을 보라.)
개인적 일상생활활동(personal ADLs) — 침상에서의 움직임, 옷 입고 벗기, 변기 이용 등을 포함(ADLs의 전체 목록은 문항 D2를 보라.)

방법 평가대상자가 타인으로부터 케어를 받은 시간에 대해 물어본다. 가능하면(또는 필요하면) 주 돌봄제공자에게 이 정보에 대해 확인한다.

기입 지난 3일 동안 가족이나 친구, 이웃으로부터 도움을 받은 시간의 총합을 기록한다. 예를 들어 가족, 친구, 이웃이 매일 120분(2시간) 동안 도움을 제공했다면, 지난 3일간 받은 도움의 총 시간은 6시간이다. 만약 1명 이상이 동시에 또는 따로 도움을 주었을 경우, 각 개인의 시간을 모두 합한다. 예를 들어 평가대상자를 위해 2명의 이웃이 함께 1시간 동안 청소를 해주었다면 2시간으로 기입한다. 가장 근사한 시간으로 기입하기 위해 분 단위는 반올림한다. 예를 들어 12시간 45분은 13시간으로 기입한다. 만약 평가대상자가 지난 3일 동안 어떠한 비공식 케어도 받지 않았을 경우, 3개의 기록란에는 모두 "0"을 기입한다. 만약 시간이 한 자릿수이거나 두 자릿수일 경우에는 앞의 빈칸에는 자릿값을 위해 0을 적는다.

C3e. 가족이나 가까운 친구들이 평가대상자의 질병을 감당 못하겠다는 느낌을 표현함

목적 비공식 도움제공자 지지 체계의 여력을 평가하는 것

정의 평가대상자의 가족구성원 또는 지인들은 대상자의 질병을 감당하기에 어려움이 있다고 느낌을 표현함. "감당하기 어렵다" 또는 "스트레스가 쌓였다"는 말로 표현할 수 있음

방법 비공식 도움제공자와 평가대상자에게 각각 따로 도움제공자의 케어 제공에 대한 반응이 어떠한지를 묻는다. 예를 들어, 평가자는 사랑하는 사람에게 케어를 제공하는 일이 힘들 수도 있다는 점을 말하고, 도움제공자가 자기 자신을 잘 돌보고 있는지, 대상자의 질병에 대한 느낌이 어떤지 등을 물을 수 있다. 또한 도움제공자가 면담을 하는 동안 "감당하기 어렵다"는 표현을 할 수도 있다. 이러한 정보들을 고려하면서 스스로 판단하여 평가한다. 이 문항은 민감한 문제를 다루므로 조심스럽게 접근해야 한다.

기입

0. 아니요

1. 예

C3f. 지난 90일 동안의 사회활동 변화(마지막 평가가 90일 이내였다면 마지막 평가 이후)

목적 (마지막 평가가 90일 이내였다면 마지막 평가 이후와 비교하여) 최근에 평가대상자가 사회활동, 종교활동, 직장생활 및 다른 취미활동에 참여하는 수준에 변화가 있는지를 알아보는 것. 만약 활동이 줄었다면, 평가대상자가 이에 대해 아쉬워하거나 힘들어하는가를 판단한다.

정의 참여 수준은 다양한 형태의 사회활동의 양(얼마나 많은가), 강도(얼마나 자주 접촉이 있는가), 질(얼마나 깊이 평가대상자가 참여하는가)을 의미한다. 원격참여(remote participation)도 평가대상자의 역할 수행과 자아존중감에는 똑같이 중요하고 의미 있다(예: 집 밖으로 나가지 못하는 평가대상자가 아직도 어떤 종교적·정치적 또는 사회적 활동에 참여하거나 관련되

어 있음). 최근의 참여 수준 변화가 평가대상자에게 좋지 않은 영향을 미쳤을 때 실망감이 있을 수 있다(예: 슬픔, 동기화, 자아존중감의 상실, 걱정 또는 우울감으로 나타남).

방법

변화가 있었는지 판단하고 이러한 변화에 대한 평가대상자의 주관적인 반응을 판단하기 위해 대상자와 대화를 해본다. 가능하다면 대상자의 가족이나 이웃과 같은 다른 비공식 관계자들에게 대상자의 활동 수준이 변화했는지, 만약 그렇다면 그러한 변화에 대해 대상자가 어떻게 반응했는지 물어본다.

기입

0. 감소 없음 — 평가대상자의 사회활동 참여 수준에 변화가 없거나 감소하지 않음

1. 감소가 있으나, 이에 대해 힘들어하지 않음 — 평가대상자는 사회활동 참여 수준이 감소했으나, 이와 관련하여 힘들어하지 않음

2. 감소가 있고, 이에 대해 힘들어함 — 사회활동 참여 수준이 감소하고 이와 관련하여 힘들어하는 모습이 모두 관찰되거나 보고됨

Section D

기능 상태

D1. IADL 역량

목적

지역사회에서의 독립적인 생활과 가장 일반적으로 관련된 기능의 영역(도구적 일상생활활동, instrumental activities of daily living: IADLs)을 평가하는 것

정의

D1a. 식사 준비 — 어떻게 식사를 준비하는가(식사 계획, 재료 배합, 요리, 상 차리기). 이 문항은 식사의 질이나 영양적인 가치와 상관없이 식사를 준비하는 평가대상자의 능력 측면에서 평가해야 함. 예를 들어, 만약 평가대상자가 도움 없이 아침 식사로 차가운 시리얼을 만들어 먹을 수 있거나, 점심 식사로 찬 샌드위치와 커피를 준비하거나, 저녁 식사로 토스트를 만들어 먹을 수 있다면 대상자는 식사 준비 능력이 독립적인 것으로 평가되어야 함

D1b. 일상적인 가사일 — 어떻게 일상적인 집안일을 수행하는가(예: 설거지, 먼지 털기, 이불 정리하기, 정돈하기, 빨래)

D1c. 재정 관리 — 어떻게 공과금 납부, 은행 잔고 관리, 생활비 관리, 신용카드 사용 관리를 하는가

D1d. 투약 관리 — 어떻게 투약 관리를 하는가(예: 약 먹는 것 기억하기, 약병 열기, 정확한 용량의 약 먹기, 자가 주사, 연고 바르기)

D1e. 전화 사용 — 어떻게 전화를 걸고 받는가(필요시 숫자판이 큰 전화기나 음량 증폭 보조 장치가 있는 상태에서)

D1f. 계단 오르내리기 — 어떻게 한 층 사이의 계단 전체(12~14계단)를 오르내리는가. 만약 평가대상자가 반 정도의 계단(2~6계단)만 오르내릴 수 있다면 독립적인 것으로 기재해서는 안 됨

D1g. 물건 사기 — 어떻게 음식과 가정용품을 사는가(예: 항목 선정, 금액 지불). **단, 교통수단 이용 과정은 제외**

D1h. 교통수단 이용하기 — 어떻게 대중교통(예: 방향 찾기, 요금 지불) 또는 자가운전(집을 나와 차에 타고 내리는 것 포함)으로 이동하는가

방법

평가대상자에게 지난 3일 동안 집이나 지역사회에서 이러한 평범한 일상생활활동을 수행했던 것에 대해 질문한다. 도움을 받았다면, 대상자가 도움 없이 그 활동을 수행할 수 있는 역량에 대해 묻는다. 가능하다면 가족에게도 물어볼 수 있다. 평가자 자신의 관찰, 대상자와 타인으로부터 얻은 정보, 다른 interRAI 체크업 문항들을 위해 얻은 정보를 사용한다.

기입

역량 — 활동을 수행할 수 있을 것으로 예측되는 평가대상자의 역량에 기초하여 기재한다. 이를 위해서는 평가자의 "추정(speculation)"이 필요하다.

평가대상자가 기술이나 경험이 없어서 어떤 활동을 수행하지 않는 경우에는 적절한 훈련이나 기회가 있다면 활동을 수행할 수 있을 것이다. 그러므로 평가대상자의 건강 문제로 유발된 능력의 손상으로 인해 수행을 못하는 것과 건강과 관련 없는 다른 요인으로 인해 수행을 하지 않는 것을 구별하는 것이 중요하다. 예를 들어, 어떤 남성들은 요리를 배워 본 적이 없고, 어떤 여성들은 재정 문제를 다뤄 본 적이 없을 수도 있다. 평가대상자는 일부 활동을 어떤 때는 독립적으로 수행하지만, 다른 때는 도움이 필요할 수도 있다. 우선 평가대상자가 실제 활동을 수행하는지 아닌지를 평가한다. 그런 다음 평가대상자가 그 활동을 한 번도 수행하지 않았다면, 평가대상자가 그 활동을 수행할 수 있는지 여부를 평가한다.

0. 독립적 — 도움, 준비 단계 도움 혹은 감독을 받은 경우 없음
1. 준비 단계만 도움
2. 감독 — 지켜보기/귀띔하기
3. 일부 도움 — 때때로 도움을 받음
4. 상당한 도움 — 과제 수행 전 과정 동안 도움을 받지만, 50% 이상을 스스로 수행함
5. 최대한의 도움 — 과제 수행 전 과정 동안 도움을 받지만, 50% 미만을 스스로 수행함
6. 전적 의존 — 전 평가 기간 동안 다른 사람들이 활동을 완전히 대신해 줌

IADL 기입 방법의 예

Q 씨는 스스로 장을 보지 않는다. Q 씨의 딸이 일요일마다 와서 Q 씨가 작성한 목록을 가지고 가서 장을 봐 온다. Q 씨는 딸의 도움을 고마워하면서도 스스로 장보는 일에 어려움이 없을 것이라고 생각한다.

"0. 독립적"으로 기입한다.

다음은 식사와 관련한 가상의 대화이다.

평가자 스스로 식사를 준비하시나요? 예를 들어 식사 준비나 재료 배합, 요리하기, 상 차리기를 하시나요?
대상자 아니요, 할 수 없어요.
평가자 누가 아침을 준비하나요?
대상자 내가 약간 차가운 시리얼을 챙겨 먹습니다.
평가자 그럼 점심은요?
대상자 일주일에 5일은 식사 배달 서비스(Meals-on-wheels)에서 가져다줍니다.
평가자 주말에는 어떤가요?
대상자 전자레인지에 데워 먹을 수 있도록 충분히 주고 갑니다. 아니면 이웃이나 가족들이 점심을 가져다줍니다.
평가자 저녁 식사는 누가 차려 주나요?
대상자 그냥 간식을 차려 먹거나, 가사 도우미가 데워 먹으라고 저녁을 차려 주고 갑니다.
평가자 그럼 도움 없이 스스로 뭔가를 차려 먹을 수 있나요?
대상자 다른 사람의 도움이 없을 경우, 내가 할 수 있는 건 약간 찬 음식을 그냥 먹는 겁니다. 가스레인지에 음식을 만들어 먹는 건 너무 불안합니다.

"0. 독립적"으로 기입한다.

D2. ADL 자가수행 [한국]

목적

지난 3일 동안 평가대상자의 일상생활활동 자가수행 정도(즉, 대상자가 자신을 위해 실제로 무엇을 수행했고, 다른 사람들이 ADL 자가간호 수행에 얼마나 도움을 주었는가)를 기록하기 위함이다.

정의

ADL 자가수행 정도 —지난 3일 동안 일어났던 활동을 기준으로 하여 평가한다. 다음은 평가대상자의 실제 수행 정도를 기반으로 한 문항들이다.

D2a. 목욕하기 — 어떻게 전신 목욕이나 샤워를 하는가. 욕조 혹은 샤워실에 어떻게 들어가고 나가는가, 그리고 어떻게 각 신체 부위(팔, 다리, 가슴, 배, 회음부)를 씻는가 등 포함. **등 씻기와 머리 감기는 제외**

D2b. 개인 위생 — 어떻게 개인 위생을 관리하는가. 머리 빗기, 이 닦기, 면도하기, 화장하기, 얼굴과 손 씻고 말리기 등을 포함. **목욕, 샤워 제외**

D2c. 하의 입기 — 하의(외출복과 속옷)를 어떻게 입고 벗는가[의족, 보조구(예: 혈전방지 스타킹), 허리띠, 바지, 치마, 신발, 지퍼나 단추 등 포함]

D2d. 걷기 — 같은 층 실내에서 장소 이동 시 어떻게 걷는가

D2e. 이동 — 같은 층 내에서 장소 이동 시 어떻게 이동하는가(걷거나 휠체어를 사용하여, 만약 휠체어를 사용한다면 일단 휠체어를 탄 후)

D2f. 집 밖에서의 이동 — 주: 휠체어를 사용한다면 일단 휠체어를 탄 후

D2g. 변기로 이동 — 어떻게 변기 혹은 이동식 변기(commode)에 가서 앉고 일어나는가

D2h. 변기 사용 — 어떻게 화장실[또는 이동식 변기, 침상용 변기(bedpan), 소변기]을 이용하는가, 어떻게 변기 사용 또는 실금 후 뒤를 닦는가, 어떻게 패드를 교체하는가, 어떻게 루(ostomy)나 카테터를 관리하는가, 어떻게 옷매무새를 정돈하는가 포함. **화장실까지 오고가는 것은 제외**

D2i. 침상에서의 움직임 — 어떻게 눕고 일어나며, 돌아눕고, 침상에서 몸을 가누는가

D2j. 식사하기 — 어떻게 먹고 마시는가(숙련도에 관계없이). 구강 외 방법을 통한 영양 공급도 포함(예: 위관영양, TPN 등)

준비 단계 도움(setup help) — 평가대상자가 스스로 활동을 하는 데에 필요한 물품이나 준비 도구를 제공해 주는 도움을 말한다. 도움을 주는 사람이 평가대상자에게 어떤 물건을 전해주거나 쥐어 주고 나서 떠나더라도 평가대상자가 혼자 그 활동을 완수하는 것을 말한다. 만약 누군가가 평가대상자 옆에서 지켜보아야 할 경우, 평가대상자는 감독을 받고 있는 것이므로 "**2. 감독**"이 될 것이다. 다음은 준비 단계 도움에 대한 예이다. "개인 위생" 문항에서 준비를 도와주는 것은 세숫대야나 몸단장 관련한 물건을 제공해 주는 것을 의미한다. "걷기" 문항에서 준비를 도와주는 것은 평가대상자에게 워커나 지팡이를 쥐어 주는 것을 의미한다. "변기 사용" 문항에서 준비를 도와주는 것은 평가대상자에게 침상용 변기(bedpan)를 주거나, 인공항문 주머니를 교체하기 위해 필요한 물건들을 대상자가 닿을 수 있는 범위에 놓아 주는 것을

의미한다. “식사하기” 문항에서 준비를 도와주는 것은 식사 시 고기를 잘라 주거나 뚜껑을 열어 주는 것, 식탁에 식판을 가져다주는 것, 한 번에 한 가지 음식을 제공하는 것 등을 의미한다.

체중을 지지함(weight bearing) — 평가대상자들은 ADL을 수행하기 위해 다양한 수준의 신체적 도움을 필요로 한다. 도움의 정도(degree of assistance)를 점수화하는 데에 가장 중요한 개념은 다른 사람에게 체중을 지지하는 도움을 받은 정도(degree of weight-bearing support provided)이다. 평가대상자가 서 있지 않은 경우 체중 지지는 평가대상자에게 바지를 입히기 위해 대상자 팔의 무게 전체를 떠받쳐 주는 형태의 도움이 될 수 있다. 평가대상자가 서 있거나 걸을 경우는 대상자의 겨드랑이를 잡아 줌으로써 대상자의 체중을 지탱해 주거나, 대상자가 직원의 팔에 기댈 수 있게 도움을 주는 것을 의미할 수 있다. 최소한의 신체적 접촉을 하면서 움직임을 지시하거나 가끔 신체적 도움을 주면서 보호해 주는 것은 체중을 지지하는 도움으로 볼 수 없다.

방법

평가대상자의 기능 상태를 기술하기 위해 평가자는 우선 지난 3일 동안 각각의 ADL별로 발생했던 에피소드들에 대해 잘 알고 있어야 한다. 평가대상자가 어떤 활동을 스스로 했고, 어떤 도움을 받았는지를 파악해야 한다.

지난 3일 동안 한 가지 ADL 활동 시 자가수행 정도가 일정하지 않을 경우 가장 의존적이었던, 즉 평가대상자가 그 기간 중 다른 사람으로부터 가장 많은 케어나 도움을 받았던 세 번의 경우를 파악한다. 평가대상자의 ADL 점수로 도출되는 자가수행 정도의 요약은 가장 의존적이었던 경우에 초점을 두고 있다.
ADL 자가수행 정도를 파악하기 위해 다음과 같이 정보를 수집한다.

가능하다면 다양한 경로를 통해 정보를 수집한다. 예를 들면, 평가대상자 및 가족과 대화를 한다. 어떤 경우든 평가대상자와는 항상 이야기를 나누어야 한다.

ADL 개념의 모든 측면과 관련해 질문을 한다. 독립적임을 나타내는 활동부터 시작하는 것이 지역사회에 거주하는 대상자들의 전형적인 수행 패턴일 것이다. 예를 들면, “D2b. 개인 위생”에 대해 이야기할 때, 평가대상자가 아침에 씻고, 머리를 빗고, 양치하고, 면도를 할 때 어떻게 하는지에 대해 물어본다. 개인 위생 활동의 한 측면에서는 독립적이더라도 다른 측면에서는 상당한 도움이 필요할 수도 있다.

평가대상자가 신체적인 활동을 어떻게 수행하는지 관찰한다.

각각의 ADL 활동에서 타인으로부터 받고 있는 도움의 형태와 양뿐만 아니라 스스로 수행하고 있는 것은 무엇인지 확인하기 위해 평가대상자와 직접 대화해 본다.

가능하다면 가족구성원들과도 대화해 본다.

마지막으로, 평가대상자의 ADL 자가수행을 일관성 있게 나타내기 위해 각 영역에서 사용된 개별 사례를 고려하여 모든 응답에 대해 심사숙고해야 한다.

기입

다음은 ADL 자가수행 정도의 점수를 매기는 규칙이다.

- 평가대상자가 지난 3일 동안 **매번** 동일한 수준으로 ADL을 수행한다면, 해당 점수를 기입한다.

- 위의 경우가 "**0. 독립적**", "**6. 전적 의존**", "**8. 전 평가 기간 동안 활동 수행한 적 없음**"이 적용될 수 있는 **유일한** 상황이다. 즉, 위와 같은 점수를 받으려면 모든 ADL 수행 사례는 동일한 수준으로 발생해야 한다.
- 또한 이 규칙은 지난 3일 동안 단 한 번의 사례만 있어도 적용될 수 있음에 주의한다. 예를 들어 지난 3일 동안 평가대상자에게 같은 층에서 이동하는 활동이 한 번 있었고 나머지 시간은 주로 침상에서 보냈다고 한다면 "D2e. 이동" 문항은 평가대상자가 실제 이동했던 단 한 번의 경우만을 기초로 평가한다.
- 만약 "**6. 전적 의존**"이었던 적이 있었으나 그 이외의 경우에는 덜 의존적이었다면, 그 문항은 "**5. 최대한의 도움**"으로 기입한다.
- 이 외의 경우에는 지난 3일 중 가장 의존적이었던 3회의 경우(해당 ADL 활동이 두 번 발생했다면 두 번의 사례를 기준)에 초점을 두도록 한다. 그중 가장 의존적인 경우가 "**1. 독립적이나, 준비 단계 도움**"이라면 1점을 기입한다. 가장 의존적인 경우가 **2** 이상일 경우는, 세 번의 사례 중 가장 덜 의존적인 경우에 해당하는 점수("**2. 감독**"과 "**5. 최대한의 도움**" 사이의)를 받는다.

이러한 규칙과 작성 지침을 잘 따르면서 지난 3일간 각 ADL의 수행 정도를 가장 정확하게 나타내는 응답을 찾아 기입한다.

0. 독립적 — 신체적 지지, 준비 보조 혹은 감독을 받은 경우 없음

1. 독립적이나, 준비 단계 도움 — 필요한 물건을 제공하거나 손 닿는 범위 내에 놓아두었으나, 신체적 지지나 감독은 없었음

2. 감독 — 지켜보기/귀띔하기

3. 일부 도움 — 체중을 지지하지 않고 팔다리를 부축하여 이끌어 줌

4. 상당한 도움 — 평가대상자가 과제의 50% 이상을 수행하며 1명이 체중을 지지하는 도움(팔다리를 드는 것 포함)이 필요함

5. 최대한의 도움 — 2명 이상이 체중을 지지하는 도움(팔다리를 드는 것 포함) 또는 과제의 50% 이상을 수행하기 위해서는 체중을 지지하는 도움이 필요함

6. 전적 의존 — 모든 경우에 다른 사람들이 활동을 완전히 대신해 줌

8. 전 평가 기간 동안 활동을 수행한 적 없음 — ADL 활동 시 평가대상자의 전적 의존("**6**")과 활 동이 발생하지 않은 것("**8**")을 혼동하면 안 됨. 예를 들어 경관 영양을 하면서 경구로 영양이나 수분 공급을 전혀 하지 않은 평가대상자라 하더라도 분명 식사하기(영양 공급)에는 참여하고 있으므로 식사하기 항목에서 평가대상자가 어느 정도의 도움을 받고 있는지에 대해 평가해야 함. 경관 영양 과정에 적극적으로 참여하고 있는 평가대상자는 "전적 의존"이 아니므로 "**6**"을 기입하면 안 되고, 도움을 받고 있는 정도에 따라 더 낮은 점수를 기입해야 함

다음은 ADL 자가수행 정도를 정확하게 기록하기 위한 일반적인 지침이다.

- ADL 문항의 기입 점수는 지난 3일 동안 평가대상자가 실제로 자가간호에 참여한 정도와 실제로 제공받은 도움의 유형과 양을 기록하기 위한 것이다.

- 평가대상자가 자가간호에 참여할 수 있는 역량에 대해 평가하지 않는다. 즉, 평가대상자가 어떤 행위는 수행 가능할 것이라고 평가자가 믿는 바에 기초해 평가하지 않는다.
- 케어 계획에 적힌 내용에 따라 평가대상자가 "받아야" 하는 도움의 유형이나 수준을 기록하지 않는다. 실제로 제공된 도움의 유형과 수준은 계획에 있는 것과 상당히 다를 수 있으므로 실제 일어난 것을 기록한다.
- 가능하고 필요하다면, 평가대상자의 ADL 기능 수준에 대해 알아보기 위해 가족과 대화를 나눈다. 가족과 공식적 케어 직원들에게 지난 3일만 고려하라고 다시 한번 주지시킨다. 개별 ADL 활동(침상에서의 움직임, 이동, 변기로 이동 등)에 대한 평가자 자신의 이해나 관찰 결과를 명확하게 하기 위해 좀 더 구체적인 질문을 한다. 즉, 일반적인 질문에서부터 시작해 좀 더 구체적인 질문으로 이어 나간다.

D3. 기능활동

D3a. 주 이동법

목적

지난 3일 동안 평가대상자가 사용한 주요 이동 수단과 모든 종류의 보조 도구 및 장치를 기록하는 것

정의

지팡이 — 걸을 때 손에 쥐고 지지하기 위한 가느다란 막대

목발 — 걸을 때 평가대상자를 도와주는 도구로, 대개 겨드랑이 아래에 위치시키며 초승달 모양의 패드가 상단에 부착되어 있는 긴 지지대

노인용 스쿠터 — 평가대상자가 장소를 이동하기 위해 스스로 조종하는 전동차

워커 — 평가대상자가 걷는 것을 도와주는 이동 도구로, 대개 금속관으로 만들어진 안정된 지지대로 구성되어 있어 평가대상자가 걸음을 내딛을 때 사용함. 평가대상자는 워커를 잡고 앞으로 움직이면서 다음 걸음을 내딛음

기입

최근 3일 이내에 실내에서 평가대상자의 주요 이동 수단을 기입한다. 몸을 지탱하기 위해 앞에 보행보조차(pushing wheelchair)를 밀면서 걷거나 메리워커(Merry walker: 워커와 의자가 합쳐진 형태로 앉은 상태에서 밑에 있는 작은 바퀴를 밀면서 걸을 수 있는 워커) 같은 도구를 이용하는 평가대상자는 "**1. 보조 도구 사용하여 걷기**"에 기입한다.

0. 보조 도구 없이 걷기

1. 보조 도구 사용하여 걷기(예: 지팡이, 워커, 목발, 보행보조차)

2. 휠체어, 노인용 스쿠터

3. 와상 상태

D3b. **지난 3일 동안 운동이나 신체활동을 한 총시간**

정의 **운동이나 신체활동(exercise or physical activity)** — 밖에서 걷기, 집안일 하기, 정식 운동 요법, 수영, 요가, 기계를 이용한 운동 등 중등도의 신체활동을 하는 모든 운동

방법 평가대상자(그리고 필요하다면 가족)에게 지난 3일 동안 대상자가 걷기나 운동과 같은 신체활동에 얼마나 참여했는지 물어본다.

기입 누적 시간이 2시간은 넘고 3시간에 살짝 못 미치는 범위라면 "**2**"로 기입한다. 운동 시간은 하루 중 한 번에 일어난 것만을 의미하지 않는다. 몇 차례에 걸쳐 운동했다면 그 시간을 모두 합산한다.

0. 없음

1. 1시간 미만

2. 1~2시간

3. 3~4시간

4. 4시간 초과

D3c. **지난 3일 동안 현재 살고 있는 집이나 건물 밖으로 나가 본 일수**

정의 **집이나 건물 밖으로 나감** — 집 밖으로 나간 시간이 아무리 짧더라도 평가대상자가 집 밖으로 나갔던 것을 의미한다. 즉, 마당에 나가거나, 실외 베란다(porch)에 서 있거나, 거리를 걸어 다니는 것을 의미한다.

방법 평가대상자와 가족에게 지난 3일 동안 대상자가 밖에 나간 적이 얼마나 있는지 물어본다.

기입 만약 질병으로 혹은 날씨가 여의치 않아(예: 눈이 오거나 "열대성" 폭우가 있을 경우) 평가대상자가 집 밖으로 나갈 수 없었지만, 보통은 3일에 한 번은 나간다면 "**1**"을 기입한다.

0. 나간 적 없음

1. 지난 3일 동안 나간 적 없으나, 보통은 3일에 한 번은 나감

2. 1~2일

3. 3일

D3d. **90일 전과 비교한 ADL 상태의 변화(마지막 평가가 90일 이내였다면 마지막 평가와 비교)**

목적 90일 전과 비교한(마지막 평가가 90일 이내였다면 마지막 평가와 비교한) 평가대상자의 전반적인 ADL 자가수행의 변화를 기록하는 것

방법 평가대상자와 대화해 본다. 평가대상자에게 본인이 90일 전에 ADL 활동을 얼마나 잘 수행했었는지 물어본다. 90일 전과 비교하여 현재 ADL 상태는 어떠한가? 평가대상자가 이에 대해 응답한다면, 가족이나 일차 돌봄제공자에게도 물어본다.

기입

0. 향상됨

1. 변화 없음

2. 감소됨

D3e. 지난 90일간 차(탈것)를 운전한 적 있음

목적 지역사회에서 독립성의 한 측면을 평가하는 것

정의 **지난 90일간 차(탈것)를 운전한 적 있음** — 예: 평가대상자는 상점에 가거나 누군가를 만나거나 병원에 가기 위해 운전함

방법 평가대상자에게 현재 운전하고 있는지, 그리고 향후 계속 운전을 할 것인지 물어본다. 운전은 민감한 문제일 수 있음을 알아야 한다. 어떤 상태는 운전 능력에 일시적 또는 좀 더 영구적으로 장애를 일으킬 수 있다.

기입

0. 아니요

1. 예

Section E

건강 상태

E

E1. 방광 조절

목적

지난 3일간 평가대상자의 방광 조절 상태를 파악하고 기록하는 것

정의

본 문항은 일정한 배뇨 계획(scheduled toileting plans), 실금 훈련 프로그램(continence training programs), 소변 수집 도구(urinary appliances)와 같은 소변 조절 계획이나 장치 등을 고려한 배뇨 조절 상태를 나타낸다. 요실금은 소변이 조금이라도 새거나 젖은 것을 모두 포함한다.

방법

평가대상자의 배뇨 양상을 검토한다. 이러한 문제는 다른 사람이 없는 곳에서 물어보아야 한다. 방광 조절과 관련한 내용은 민감한 사항이며, 소변을 조절하려 애쓰는 평가대상자의 경우에는 특히 그러하다. 방광 조절에 어려움을 겪고 있는 많은 대상자는 처벌(retribution)이나 시설로 보내질 것에 대한 두려움으로 그들의 문제를 숨기려 할 수도 있다. 그리고 요실금을 정상적인 노화의 과정이거나 질병 진행 과정의 일부로 생각하여 해결 방법이 없다고 오해하여 요실금 문제를 보고하지 않을 수도 있다. 실금에 대한 이런 공통적인 반응들이 있지만, 평가자가 섬세하고 솔직하게 요실금 문제에 관해 질문할 경우 많은 대상자들은 편안하게 받아들인다.

필요할 경우 가족 돌봄제공자와 같이 평가대상자를 잘 아는 사람에게 방광 조절 양상에 대해 확인한다. 지난 3일간, 하루 24시간에 걸친 방광 조절 상태를 고려해야 한다.

기입

방광 조절 상태를 기록하기 위해서는 6단계의 척도가 사용된다. 지난 3일간 평가대상자의 방광 조절 정도를 기입하기 위해 그중 하나의 응답을 선택한다.

0. 조절함 — 완전히 조절함. 유도 배뇨(prompted voiding), 습관 훈련(habit training), 상기시켜 주는 것(reminder) 등과 관련된 귀띔이나 감독을 통한 조절도 포함. 어떤 종류의 도뇨관이나 다른 어떤 소변 수집 도구도 사용 안 함

1. 도뇨관이나 루(ostomy) 등을 이용하여 조절함 — 지난 3일간 도뇨관이나 다른 소변 수집 도구를 이용하여 조절함(소변이 샌 적도 있지만)

2. 드물게 실금함 — 지난 3일간은 실금하지 않았으나, 실금한 적 있음(즉, 최근에 실금이 있었음)

3. 가끔 실금함 — 실금이 있으나, 매일은 아님(지난 3일 중 1~2일 동안 실금이 있었음)

4. 자주 실금함 — 매일 실금이 있으나, 약간의 조절은 가능(어떤 때는 실금하지 않기도 함) 예: 낮에는 요실금이 없으나, 밤에는 실금하는 경우가 있음

5. 실금함 — 전혀 조절하지 못함(거의 늘 하루에도 여러 번 실금함)

8. 발생 안 함 — 지난 3일간 방광을 통한 배뇨가 일어난 적이 없음

만약 "**4. 자주 실금함**"인지 "**5. 실금함**"인지 확실하지 않을 경우에는 소변을 조절하는 경우가 있느냐("**4**") 없느냐("**5**")를 기초로 하여 판단한다.

방광 조절 기입 방법의 예

R 씨는 지난 3일 동안 유치도뇨관을 가지고 있었다(실금이 있었는지 여부와 관계없이).

"1" 도뇨관이나 루(ostomy) 등을 이용하여 조절함

T 씨는 대개 소변을 잘 조절하지만, 이뇨제를 복용하면서부터 지난 일주일 동안 4~6일 정도 화장실까지 가는 것을 참지 못하고 가끔 실금한 적이 있다.

"2" 드물게 실금함

A 씨는 매일은 아니지만 특히 피곤한 늦은 밤에 실금을 하곤 한다. 지난 2일 동안은 실금을 하지 않았지만, 3일 전에는 실금을 하였다.

"3" 가끔 실금함

E2. 배변 조절

목적

지난 3일간 평가대상자의 배변 조절 양상을 파악하고 기록하는 것

정의

"배변 조절"이라는 용어는 배변 조절 프로그램이나 대변 수집 장치 등을 한 상태에서 대변이 유출되는 것과 같은 장 기능의 조절 상태를 의미한다.

방법

배변 조절에 대한 평가는 소변 조절 평가와 동시에 이루어져야 한다. 배변 조절 기능 또한 민감한 문제이므로, 조심스러우면서도 간단명료하게 이 문제에 대해 물어보도록 한다. 가족구성원과 같이 평가대상자를 잘 아는 사람에게 배변 조절 양상에 대해 확인한다. **하루 24시간, 지난 3일간**의 배변 조절 양상을 고려해야 한다.

기입

0. 조절함 — 완전히 조절함. 어떤 종류의 장루도 **사용 안 함**

1. 장루를 이용하여 조절함 — 지난 3일간 장루를 이용하여 조절함

2. 드물게 실변함 — 지난 3일간은 실변 없으나, 실변한 적 있음

3. 가끔 실변함 — 실변이 있으나, 매일은 아님

4. 자주 실변함 — 매일 실변이 있으나, 약간의 조절은 가능

5. 실변함 — 전혀 조절하지 못함

8. 발생 안 함 — 지난 3일간 배변 활동 없음

E3. 낙상

목적

평가대상자에게 낙상의 과거력이 있었는지를 알아보기 위한 것으로, 이는 향후 발생할 낙상이나 손상의 위험을 평가하는 데에 매우 중요한 요소이다. 적어도 한 번 이상 낙상의 과거력이 있는 평가대상자는 추후 낙상이 발생할 위험이 높다. 낙상은 집에서 케어를 받는 많은 평가대상자에게 질병이나 사망의 중요한 원인으로 알려져 있다. 낙상의 6~10%는 심각한 손상을 일으키며, 낙상으로 인한 고관절 골절은 심각한 손상의 절반 정도를 차지한다.

정의

낙상 — 바닥, 땅이나 다른 낮은 위치로의 의도하지 않은 자세 변화로, 타인에 의해 도움을 받고 있는 도중에 일어나는 낙상도 포함된다.

기입

지난 30일간, 31~90일간, 91~180일간 각각의 기간에 일어난 낙상 횟수에 따라 기입한다.

0. 없음

1. 한 번

2. 두 번 이상

E4. 문제 빈도

정의

균형

E4a. 어지러움 — 평가대상자 자신 또는 주변 환경이 빙빙 돌고 있다는 불안정한 느낌

E4b. 불안정한 걸음걸이 — 평가대상자를 낙상의 위험에 놓이게 하는 걸음걸이로, 다양한 형태가 있음. 균형이 없어 보이거나 휘청거리며 걸음. 걸음걸이가 잘 조정되지 않거나 갑작스러운 움직임으로 걸음. 불안정한 걸음걸이의 예로는 큰 보폭의 부주의한 빠른 걸음, 부주의한 움직임, 발을 질질 끄는 것과 같은 비정상적으로 느린 걸음, 정지하거나 주저하는 듯하면서 걷는 넓은 보폭의 걸음 등이 있음

심장

E4c. 흉통 — 작열감, 압박감, 찌르는 듯한 느낌, 모호한 불편감 등으로 묘사되는 가슴 부위의 통증

신경학적

E4d. 실어증(aphasia) — 뇌의 질병이나 손상으로 인해 발생하는 언어장애로, 자신의 생각을 표현하는 데(말하기나 쓰기)에 어려움이 있거나, 말이나 글로 된 것을 이해하는 데에 어려움이 있음

소화기계

E4e. 변비 — 배변 활동이 없거나 딱딱한 대변으로 인해 배출이 어려움

E4f. 설사 — 원인에 관계없이 자주 묽은 대변을 보는 것

E4g. **구토** — 약의 독성, 인플루엔자, 정신과적 문제 등의 병인과 관계없이 위에 있는 내용물이 역류하여 올라오는 것

수면 문제

E4h. **수면을 시작하거나 유지하기 어려움, 너무 쉽게 잠에서 깨거나 안절부절못함, 숙면을 취하지 못함**

- 잠을 자려고 시도할 때부터 실제 잠이 들 때까지의 시간이 길어짐
- 내재적인 요인으로 인해 계획한 시간 전에 잠에서 완전히 깨는 것(외부적인 원인으로 인해 깨는 상황은 제외)
- 반복적인 뒤척임, 움직임이나 잠을 깰 정도의 꿈 등을 동반하는 수면으로, 평가대상자는 잠을 자거나 잠에서 깨었을 때 편안하다고 느끼지 않음. 소리나 움직임 때문에 쉽게 잠에서 깨는 것으로, 잠이 든 이후 한 번 이상 깸

기타

E4i. **말초부종** — 발, 발목, 다리에 비정상적으로 수분이 차 있는 것

E4j. **탈수** — 탈수를 알아내는 것은 어려울 수 있다. 증상과 징후(예: 일정 시간 동안 심한 구토)에 근거한 평가자의 임상적 판단을 기록한다. 대신, 탈수를 나타내는 검사 결과가 있을 수도 있다.

방법

평가대상자에게 물어본다. 자신의 증상을 다른 사람에게 말하지 않았을 수도 있다. 가족구성원이나 돌봄제공자에게 물어보고, 접근 가능한 모든 의무 기록을 검토한다.

기입

0. 없음

1. 있으나, 지난 3일간 나타나지 않음

2. 지난 3일 중 하루 나타남

3. 지난 3일 중 이틀 나타남

4. 지난 3일간 매일 나타남

E5. 호흡 곤란

정의

호흡 곤란 — 숨이 멈추거나 숨차는 것을 평가대상자가 보고하거나, 이러한 증상이 관찰된다.

방법

평가대상자에게 숨차는 증상이 있는지 물어본다. 숨차는 증상이 있다고 응답하면, 증상이 격한 운동 시에 나타나는지, 일상생활활동을 할 때 나타나는지, 휴식 중에 나타나는지 확인한다. 평가대상자가 응답을 할 수 없다면 의무 기록을 검토하고 의료진이나 가족의 의견을 참고한다.

기입

아래의 보기에서 적절한 응답을 선택하되, 지난 3일 동안 가장 심각하게 발생했던 증상을 기준으로 기입한다. 지난 3일 동안에는 없었으나 평가대상자가 활동할 때 발생할 수 있다면, 대

개 호흡 곤란을 유발할 수 있을 만한 활동 수준(일상생활활동 또는 중간 정도의 활동)에 따라 보기를 선택한다.

"중간 정도의 활동"은 장거리 걷기, 두 계단씩 오르기, 정원 가꾸기 같은 신체적 활동을 의미하며, "평상시 일상활동"은 목욕하기, 이동하기 같은 ADL과, 식사 준비, 쇼핑하기와 같은 IADL을 의미한다.

0. 증상 없음

1. 휴식 시에는 증상 없으나, 중간 정도의 활동 시에는 증상 있음

2. 휴식 시에는 증상 없으나, 평상시 일상활동을 할 때에는 증상 있음

3. 휴식 시에도 증상 있음

E6. 피로

목적

피로나 기력 저하의 정도를 기록하기 위한 것. 피로는 만성질환이나 말기질환과 관계가 있다.

정의

피로 — 압도적이거나 계속되는 지친 느낌으로, 신체활동 또는 정신활동 기능의 저하를 유발하는 것을 의미한다.

정상적인 일상생활활동 — 모든 ADL(목욕하기, 이동하기 등)과 IADL(식사 준비, 장보기 등)을 포함한다.

기입

다음 나열된 보기 중에서 적절한 응답을 기입한다. 지난 3일 동안 피로감이 없었으나 평가대상자가 활동할 때 발생할 수 있다면, 피로감을 유발할 수 있을 만한 활동 수준에 따라 보기를 선택한다.

0. 없음

1. 최소한 — 기력은 감소했으나, 일상활동은 완전히 수행함

2. 중간 정도 — 기력의 감소로 인해 일상활동을 **완전히 마칠 수 없음**

3. 심한 피로 — 기력의 감소로 인해 **일부** 일상활동을 **시작할 수 없음**

4. 어떤 일상활동도 시작할 수 없음 — 기력의 감소로 인함

E7. 통증 증상

주: 통증의 빈도, 강도, 조절에 대해 항상 평가대상자에게 직접 물어보도록 한다. 또한 평가대상자를 직접 관찰하고 평가대상자와 접촉이 있는 사람에게 물어본다.

목적

평가대상자가 경험하는 통증의 빈도와 강도를 기록하는 것. 이 문항은 통증의 징후를 파악하고, 통증 관리 중재에 대한 평가대상자의 반응을 모니터링하는 데에 사용될 수 있다. 통증이

있는 대상자 중 상당수가 적절치 못한 관리를 받거나 아예 관리를 받지 못하고 있다. 특히 만성적인 비암성 통증이 간과되거나 치료되지 않는 가장 큰 이유는 나이가 들면 원래 아픈 것이며, 이러한 통증을 감소시킬 방법이 없다고 많은 사람들이 잘못 생각하고 있기 때문이다.

정의

통증 — 대개 실제 혹은 잠재적인 조직 손상과 관련이 있는 "불유쾌한 감각과 정서적 경험"으로, 어떤 신체 부위에라도 발생하는 신체적 통증이나 불편감을 의미한다.

방법

통증은 매우 주관적이다. 즉, 평가대상자가 통증이라고 말하는 것이 통증이다. 통증이 있음을 나타내거나 그 통증의 강도를 측정할 수 있는 객관적인 지표나 테스트는 존재하지 않는다. 평가대상자가 경험하는 통증은 조직 손상의 종류나 정도와 비례하지 않을 수 있다. 때로는 만성 통증을 유발하는 특정 원인을 밝혀 내기 어려운 경우가 있지만, 평가대상자가 거부하지 않는 한, 원인을 모른다 하더라도 통증을 평가하고 조절해 주어야 한다. 통증의 존재와 강도에 대한 가장 정확하고 신뢰할 수 있는 증거는 평가대상자의 진술이다. 인지기능이 손상된 평가대상자라 하더라도 통증에 대한 자가보고는 신뢰할 만한 자료로 고려되어야 한다. 그러나 평가자가 단순히 "통증이 있나요?"라고 물어본다면 정확한 응답을 얻지 못할 수 있다. 평가대상자는 보통 "통증"을 수술이나 발목을 삐는 것과 같이 급성적인 사건 이후의 강렬한 경험으로 생각할 수 있기 때문이다. 예를 들어 휠체어를 타거나 화장실에 가기 위해 움직일 때 발에 통증이 "발생"하나 대개는 큰 불편을 주지 않는 경우, "통증이 없다"고 답할 수 있다. 보통 평가대상자들은 통증에 대해 "불편감", "작열감", "아픔", "찌르는 듯함", "조이는 듯함", "묵직함", "쓰림", "찌릿함", "고통" 등과 같이 약간씩 다른 표현을 사용한다.

만약 평가대상자가 통증이 있다고 언급한다면, 조절되고 있는 정도에 대해 물어본다. 평가대상자가 자신이 어떤 종류의 통증을 느끼고 있는지 평가자에게 말하지 못한다면, 신음을 내거나, 움츠리거나, 몸의 한 부분을 감싸거나 보호하는 것같이 통증이 있음을 나타내는 징후를 관찰한다. 일부 환자들에게서는 통증의 유무를 구별하기 어렵다. 예를 들어 치매 환자는 통증이 있다는 것을 소리를 지르는 것과 같은 특정한 행동으로 표현하긴 하지만, 말로 표현하는 것은 불가능할 수 있다. 이러한 행동들은 단지 통증만을 의미하는 것은 아니더라도, 평가자는 (평가를 통해) 통증을 그런 행동들보다 우선시할지 결정할 필요가 있다. 필요하다면, 평가대상자와 자주 접촉하는 사람에게 평가대상자가 지난 3일간 통증이 있다고 말로 표현하거나 통증 있음이 관찰되었는지 물어본다. 그러나 **가장 먼저** 평가대상자에게 통증의 빈도와 강도에 대해 직접적으로 물어봐야 한다.

E7a.

통증을 호소하거나 통증이 있음이 드러나는 빈도(얼굴을 찡그리거나, 이를 악물거나, 신음을 내거나, 만졌을 때 움츠러드는 등 통증이 있음을 나타내는 비언어적 표시 포함)

기입

0. 통증 없음

1. 통증이 있으나, 지난 3일간 나타나지 않음

2. 지난 3일 중 1~2일간 나타남

3. 지난 3일간 매일 나타남

E7b. **현재 있는 가장 심한 통증의 강도(평가대상자가 보고하거나 평가대상자에게서 관찰된 통증의 정도)**

기입

0. 통증 없음

1. 약한 통증

2. 중간 정도의 통증

3. 심한 통증

4. 끔찍하거나 극심한 통증

E8. 상태의 불안정성

정의

E8a. 현재의 질병이나 상태가 인지, 일상생활, 정서, 행동 양상 등을 불안정하게 만듦(변동, 위태, 악화) — 예를 들어 평가대상자는 통증을 일으키고 운동이나 감각에 장애를 일으키는 궤양성 대장염, 류머티스 관절염, 다발성 경화증과 같은 질병을 가지고 있을 수 있으며, 타인에게 의존적이 되거나 우울증이 나타나기도 함

E8b. 급성적 문제를 경험하거나 만성적 또는 재발성 문제의 악화 — 평가대상자에게 급성적으로 건강 문제의 증상(예: 최초로 발생한 심근경색, 약물 부작용, 인플루엔자)이 나타나거나, 재발성 문제(예: 흡인성 폐렴, 요로감염)가 갑작스럽게 나타남. 또는 만성적이었던 문제가 갑작스럽게 나타나거나 악화됨(예: 천식의 과거력이 있었던 평가대상자에게 호흡 곤란 증상이 새로 나타남, 울혈성 심부전이 있는 평가대상자에게 하지부종이 심각해지고 정신착란 증상이 나타남, 수년 동안 관절염을 앓아 온 평가대상자에게 갑작스러운 관절통과 부종이 나타남). 이러한 급성적 문제는 대개 갑자기 발생하고, 제한된 시간 동안 지속되며, 의사의 평가가 요구됨

방법

평가대상자와 대상자의 가족에게 물어보고, 모든 의무 기록을 검토한다.

기입

0. 아니요

1. 예

E9. 스스로 표현한 건강 상태

목적

평가대상자 스스로가 생각하는 신체적 건강 상태를 평가하는 것

정의

스스로 표현한 건강 상태 — 지난 3일간 평가대상자 스스로가 생각하는 신체적 건강 상태. 대상자의 정신건강에 대한 생각은 포함하지 않는다.

방법

평가대상자에게 "전반적으로 본인의 건강 상태가 어떻다고 평가하세요?"라고 물어본 후, 아래의 보기 중에서 평가대상자의 응답을 선택하여 기록한다. 평가대상자의 건강 상태에 대해 평가자가 추측하여 기입하거나, 가족이나 친구, 다른 정보원들의 평가를 기입하지 않도록 한다. 이 문항은 반드시 스스로 표현하는 내용을 바탕으로 기입되어야 한다. 만약 평가대상자가 인지기능 장애로 인해 응답을 할 수 없거나 응답을 거부하는 경우, 이 문항에 대해 깊이 생각하거나 대상자의 응답을 추측하지 말고, 응답 불가(혹은 거부) 보기를 기입한다.

기입

0. 매우 좋음

1. 좋음

2. 보통

3. 나쁨

8. 응답 불가(혹은 거부)

E10. 흡연

목적

평가대상자가 흡연하는지 여부를 평가하는 것

정의

담배 — 시가나 담배, 기타 흡인하는 다양한 담배 제품(tobacco product that is inhaled)을 말한다.

방법

평가대상자에게 직접 물어본다. 담배 관련 질문은 평가대상자에게 민감한 문제이거나 평가자에게 불편한 감정을 유발할 수도 있으므로 이러한 감정에 대해 잘 숙지하도록 한다. 평가대상자에게 흡연 여부에 대해 "담배를 피우시나요?"와 같이 단순하고 비판단적인 질문을 한다. 만약 피운다고 대답하면, 흡연 빈도를 물어본다. 평가대상자가 평가받는다는 느낌이나 뭔가 잘못하고 있다는 느낌이 들지 않도록 정중하게 얘기를 꺼내도록 한다. 예를 들어 "제가 했던 다른 질문처럼, 어르신에 대해 좀 더 알고 싶은 부분이 있습니다. 뭔가 잘못하고 있다는 게 아닙니다."라고 말할 수 있다. 흡연에 대해 가족이나 돌봄제공자에게 확인해 보는데, 이때 평가대상자가 있는 곳에서 물어보지 않도록 한다.

흡연을 하는지, 얼마나 자주, 얼마나 많이 하는지 평가대상자에게 직접 물어본다. 필요하다면 가족에게도 문의한다.

기입

0. 아니요

1. 보통 매일 흡연하나, 지난 3일간은 피우지 않음

2. 예

E11. 음주

목적

지난 14일간 한자리에서 마신 최대 잔 수를 파악하여 평가대상자에게 잠재적 음주 관련 문제가 있는지 확인하는 것

정의

술 — 맥주, 와인, 혼합주, 양주 등

한자리에서(single sitting) — 저녁 식사 때, 친구들과 만날 때, TV 볼 때와 같이 주어진 일정한 시간을 의미함

방법

평가대상자에게 술을 마시는지 직접적으로 물어본다. 필요하다면 가족에게도 물어본다. 때때로 대상자와 가족에게 따로 물어보는 것이 신중한 방법이다. 대상자에게 "술을 드십니까?"라고 질문을 시작하고, 마신다고 대답하면 "지난 14일을 돌이켜 생각해 볼 때, 한자리에서 가장 많이 드셨을 때 몇 잔을 드셨습니까?"라고 질문한다.

기입

평가대상자가 지난 14일간 한자리에서 가장 많이 마신 잔 수를 기입한다.

0. 아니요

1. 1잔

2. 2~4잔

3. 5잔 이상

Section F

질병 진단

F1. 질병 진단

목적

평가대상자의 ADL 상태, 인지 상태, 기분이나 행동 양상, 의학적 치료, 간호 모니터링이나 사망 위험과 관련이 있는 현재의 질병을 기록하는 것. 대개 이러한 상태는 평가대상자에게 필요한 케어의 종류나 수준에 영향을 미친다. 이미 치료가 되었고 더 이상 대상자의 기능이나 케어 요구에 영향을 미치지 않는 상태는 포함하지 않는다.

정의

신경계

F1a. **알츠하이머병** — 다른 종류의 치매, 그리고 치매의 생리적 이유들을 제외한 퇴행성·진행성 치매

F1b. **알츠하이머병 외의 다른 치매 또는 원인을 알 수 없는 치매** — 기질적 뇌증후군(organic brain syndrome, OBS), 만성 뇌증후군(chronic brain syndrome, CBS), 노화, 노인성 치매, 알츠하이머와 다른 신경계 질환 관련 치매[예: 피크병(Pick's disease), 크로이츠펠트-야코프병(Creutzfeldt-Jakob disease), 헌팅턴병(Huntington's disease) 등]

F1c. **뇌졸중/뇌혈관질환** — 갑작스럽게 뇌혈관이 파열되거나 막힘으로써 심각한 출혈이나 국소적 폐색을 유발하는 것

심장/호흡기계

F1d. **심혈관질환** — 관상동맥 혈관의 경화 및 탄성 저하의 특징을 보이는 만성적 상태로 콜레스테롤, 지질, 지방식세포(脂肪食細胞)를 포함하는 플라그의 축적에 기인함

F1e. **만성폐색성 폐질환** — 오랜 기간 동안 폐로 공기가 드나드는 데에 장애가 있는 모든 상태

F1f. **울혈성 심부전** — 심장 안으로 들어온 혈액이 심박동을 통해 밖으로 다 나가지 못하는 상태로 혈관 내 혈액 누적, 신체조직 내 수분 누적, 폐울혈을 일으킴

기타

F1g. **암** — 비정상적인 세포의 분화로 인한 악성 물질의 성장이나 종양을 의미하는 것으로, 림프계나 혈류를 타고 신체의 다른 부위에 전이될 수 있음

F1h. **당뇨** — 지속적인 갈증이나 과도한 소변 배출 증상이 나타나는 대사성 질환으로, 인슐린 의존성 당뇨와 인슐린 비의존성 당뇨(식이조절형 당뇨)로 나뉨

방법 평가대상자에게 물어보고, 접근 가능한 모든 의무 기록을 검토한다. 평가대상자의 담당 의료인에게 의견을 구하고, 대상자의 가족구성원과도 대화를 해본다.

기입 F1 항목에 있는 모든 질병에 대해 아래의 보기 중 가장 적절한 응답을 기입한다.

0. 진단받은 적 없음

1. 진단받았으며, 모니터하거나 치료받고 있지 않음

2. 진단받았으며, 모니터하거나 치료받고 있음

Section G

영양 관련 문제

G1. 영양 관련 문제

목적

의도하지 않게 체중이 눈에 띄게 감소했다면 쇠약(failure to thrive), 잠재적인 심각한 의료적 문제 또는 신체적·인지적·사회적 요인으로 인해 영양 섭취가 부족함을 의미할 수 있다. 식사 횟수에 대한 질문으로 식품 섭취에 대한 대화를 시작한다. 평가대상자가 매일 3회 준비된 식사(차가운 음식이든 더운 음식이든)를 한다면 영양 섭취는 아마도 충분할 것이다. 대상자가 그보다 적은 횟수의 식사를 한다면, 이 식사들은 충분한 에너지와 영양을 공급할 수 있도록 잘 조합되어야 한다. 적은 횟수의 식사는 식욕 감소, 우울한 기분, 투약 부작용, 알코올 남용, 또는 기타 다른 문제를 나타내는 것일 수 있다. 식사량과 관계없이, 하루에 한 번 혹은 그보다 적은 횟수의 식사를 하는 대상자가 충분한 영양을 공급받고 있을 가능성은 높지 않다.

G1a. 최근 30일 이내에 5% 이상 또는 최근 180일 이내에 10% 이상의 체중 감소

방법

체중 감소를 평가하기 위해 평가대상자와 가족에게 지난 30일에서 180일 동안의 체중 변화에 대해 물어본다. 가능하면 실제 측정된 체중을 이용하되, 체중 기록이 없다면 대상자나 돌봄제공자에게 체중 변화에 대한 주관적인 의견을 물어본다. "지난 설날"과 같이 약 6개월 전을 알 수 있는 특정한 사건은 대상자의 180일 전 체중을 기억하게 하는 데 도움이 될 수 있다. 평가자는 "체중이 몇 킬로그램(kg) 정도 감소한 것 같으세요?"와 같이 물어봄으로써 응답하는 데에 도움을 주고, 이 질문에 평가대상자가 응답한 것을 기록된 자료나 평가자가 추측한 대상자의 체중과 머릿속으로 비교해 본다. 또한 평가자는 "체중이 많이 감소했던 적이 있나요? 예전보다 훨씬 말랐거나 쇠약해졌다고 느끼시나요?"라고 물어보거나, "옷이 매우 헐렁해 보이는데, 6개월 전에 지금보다 훨씬 살이 쪘었나요?"라고 물어볼 수도 있다.

G1b. 지난 3일간 최소한 2일 동안 하루에 한 끼 이하의 식사를 함

방법

눈에 띄는 체중 감소는 음식의 평소 섭취량과 관련되어 있다. 식사 시간뿐 아니라 24시간 전체를 고려하라. 평가대상자는 식사량을 줄이고 간식을 더 자주 먹을 수도 있다. 전체 식품 섭취량의 감소는 눈에 띄는 정도여야 한다.

G1c. 지난 3일간 보통 먹는 음식 또는 보통 마시는 음료의 양이 눈에 띄게 감소

방법

음식이나 음료 섭취량의 감소를 평가하기 위해서는 평가대상자에게 지난 3일간 먹고 마시는 양의 감소를 지각했는지 묻는다. 섭취량 감소의 이유를 탐구할 필요는 없으며, 그런 문제가 있는지를 식별하는 것이 중요하다.

기입 체중이 줄었는지, 하루에 한 번 혹은 그 이하로 식사하는지, 음식과 음료 섭취가 눈에 띄게 감소했는지 기록한다.

0. 아니요

1. 예

Section H

처치 및 치료

H

H1. 지난 90일 동안 병원 이용, 응급실 이용, 의사 방문(마지막 평가가 90일 이내라면 마지막 평가 이후)

H1a. 하룻밤 이상 급성기 병원 입원

목적 지난 90일 동안(마지막 평가가 90일 이내라면 마지막 평가 이후) 평가대상자가 병원에 하루 이상 입원했던 횟수를 기록하는 것

정의 하루 이상의 입원이 요구된다는 의사의 진단하에 공식적으로 평가대상자가 입원한 것을 말하며, 이는 당일 수술(day surgery)이나 외래 서비스(outpatient services) 등을 위한 입원을 포함하지 않는다.

방법 평가대상자와 가족에게 이전에 입원했던 경험에 대해 확인한다. 가능하다면 의무 기록을 확인한다. 때로는 최근 병원 입원과 관련한 전송 내역이나 청구서를 받아 보는 것도 가능할 것이다.

기입 병원에 입원했던 횟수를 적는다. 지난 90일 동안 병원에 입원했던 적이 없으면 **"0"**을 기입한다. 만약 한 자리 숫자라면 첫 번째 칸에 0을 기입한다.

H1b. 응급실 방문(하룻밤 이상 머문 경우 제외)

목적 지난 90일 동안(마지막 평가가 90일 이내라면 마지막 평가 이후) 평가대상자가 입원 전 응급실에 머무는 것이 아니라, 치료나 검사를 위해 응급실에 방문한 적이 있는지 기록하는 것

방법 평가대상자와 가족에게 물어보고, 가능하다면 입원과 관련된 전송 내역을 검토한다.

기입 지난 90일 동안(마지막 평가가 90일 이내라면 마지막 평가 이후) 응급실에 방문한 횟수를 기입한다. 응급실에 간 적이 없다면 **"0"**을 기입하되, 평가대상자가 응급실에 하루 이상 있다가 바로 입원하게 되는 경우는 (위 문항의 입원에 포함되므로) 응급실 이용에는 포함하지 않도록 한다. 만약 한 자리 숫자라면 첫 번째 칸에 0을 기입한다.

H1c. 의사 방문

목적 지난 90일 동안(마지막 평가가 90일 이내라면 마지막 평가 이후) 평가대상자의 의사 방문에 대해 기록하는 것

정의 평가대상자가 의사를 방문하거나 의사가 평가대상자의 집에 방문하는 것을 의미한다.

기입 의사가 평가대상자를 검진한 일수를 기입한다. 만약 없다면 "**0**"을 기입한다.

H2. 예방

목적 이 문항은 평가대상자에게 건강 관련 상담이나 예방적 케어와 관련하여 충족되지 못한 부분이 있는지 파악하는 데에 도움이 될 수 있다. 대상자가 인플루엔자 예방접종을 받았는지 확인하고, 대상자가 고려해 볼 만한 예방적 케어에 대한 대화를 시작하는 것

정의 **지난 1년 이내에 인플루엔자 예방접종을 함** — 평가대상자는 지난 1년 이내에 인플루엔자 예방접종을 받음

방법 지난 1년간 인플루엔자 예방접종을 받았는지 물어본다. 아니라고 답할 경우, 예방적 케어 전반과 특히 인플루엔자 예방접종에 관해 의논하는 것을 추천한다.

기입

0. 아니요

1. 예

H3. 상처간호

정의 **상처간호** — 붕대 적용[예: 거즈 드레싱, 식염수 및 기타 용액을 적용하는 드레싱, 투명 드레싱, 하이드로겔 드레싱이나 습윤 드레싱(dressings with hydrocolloid or hydroactive particles)], 상처를 소독하거나 피부 상태 치료를 위해 연고나 외용 약물 적용(예: 코티손, 항진균 제제, 화학 치료 제제 등), 외과적 또는 화학적 상처의 괴사 조직 제거(debridement), 봉합사 제거 등을 포함

방법 평가대상자에게 상처간호를 받았는지, 혹은 받을 계획이 잡혀 있는지 물어본다.

기입

0. 의사 처방도, 수행된 것도 없음

1. 의사 처방은 있었으나, 수행되지 않음

2. 지난 3일 중 1~2일

3. 지난 3일간 매일

Section I

재정과 스트레스 요인

I1. 재정

목적 부족한 재정으로 인해 평가대상자가 필수적인 의료나 환경적인 도움을 받는 데에 어려움이 있는지 알아보는 것

정의 **부족한 재정** — 지난 30일간 재정 부족으로 인해 적절한 의식주, 처방된 약, 충분한 냉난방, 필요한 의료 서비스 이용 등에 있어서 제한을 받음

방법 재정 부족으로 인해 처방된 약, 충분한 난방(전기, 가스), 필요한 의료 서비스나 적절한 음식을 획득하는 데에 어려움이 있는지 평가대상자나 돌봄제공자에게 물어본다. 재정에 관한 질문은 민감할 수 있으므로, 존중하는 태도로 조심스럽게 질문한다.

기입

0. 아니요

1. 예

I2. 지난 90일 이내에 발생한 주요 생애 스트레스 요인

목적 지난 90일 동안 평가대상자의 삶에 주요한 영향을 미친 사건이 발생했는지 파악하는 것

정의 **생애 스트레스 요인(life stressors)** — 평가대상자의 일상적인 삶을 깨뜨리거나 깨뜨릴 정도로 위협적이어서 어느 정도의 재적응(readjustment)이 요구되는 사건을 경험함

방법 평가대상자에게 지난 90일 동안 삶에 영향을 미치는 힘든 사건들이 발생했는지 물어본다. 예를 들어 본인에게 심각한 질병이 발생하거나, 가족 또는 친구에게 심각한 질병이 발생하거나 사망함, 거주지를 소실함, 재산 또는 소득을 상실함, 절도 또는 협박 같은 범죄 피해를 당함, 운전면허 또는 자동차 상실 등을 포함한다.

기입

0. 없음

1. 있음

Section J

평가 정보

J1. 이 평가를 완성한 사람(코디네이터)의 서명

목적

평가 코디네이터(평가 장소가 집일 경우 보통 유일한 평가자)가 서명을 하고 평가가 완료되었다는 것을 증명하는 것

기입

평가 코디네이터는 첫 번째 빈칸에 본인의 이름으로 서명을 하고, 두 번째 빈칸에 평가가 완료되었다고 서명한 날짜를 기입한다. 이 날짜는 평가 기준일(A7 문항)과 다를 수 있다. 만약 월(month)과 일(day)이 한 자리 숫자라면, 첫 자리에 "**0**"을 기입한다.

1. 서명 ____________________

2. 평가 종료일

2	0			년			월			일

J

Part IV

interRAI 체크업 부가 도구 문항별 지침

이 부분은 평가자들이 interRAI 체크업 부가 도구를 작성하고 문항들을 일관되게 해석할 수 있도록, 많은 문항(모든 문항은 아니지만)에 대해 다음과 같은 정보를 제공한다.

목적 interRAI 체크업 부가 도구에 각 문항(문항 세트)이 포함된 이유와, 그 정보가 문제를 발견하고 케어 계획을 수립하는 데에 어떻게 사용되는지에 대한 논의를 포함한다.

정의 중요한 용어들에 대한 설명

방법 문항에 대한 정확한 답변을 결정하기 위한 정보의 출처와 방법. 정보의 출처에는 다음과 같은 것들이 있다.

- 평가대상자와 면담/의논 및 관찰
- 가족구성원, 다른 돌봄제공자, 촉탁의, 담당 의사와의 논의
- 의무기록지 또는 기타 행정 관련 서류들

기입 각 문항에 대한 응답을 기록하는 적절한 방법에 대한 설명으로, 각각의 선택지에 대한 설명도 포함되어 있다.

이 문항별 지침은 interRAI 체크업 부가 도구의 문항 배치 순서를 따르고 있다.

A

Section A

신원 정보

A1. 이름

정의 평가대상자의 법적 이름을 의미한다.

기입 명확한 글씨로 성과 이름을 기입한다.

A2. 평가 기준일

목적 평가를 완료하는 기준 시점으로, 공통된 관찰 기간을 설정하기 위한 것

정의 interRAI 체크업 부가 도구에 있는 문항들의 공통적인 관찰 기간의 정해진 마지막 시점이다. 따로 명시되지 않은 경우 평가대상자에 대한 거의 모든 정보는 지난 3일의 기간을 적용하고, 대상자의 상태 또는 수행 여부와 관련한 문항은 평가 기준일을 포함한다. 홈케어 대상자 평가는 내개 한 번 방문했을 때 수집힌 정보를 통헤 작성된다. 그러나 평가가 두 번으로 이어진다 하더라도, interRAI 체크업 부가 도구 문항의 해당 정보는 처음에 설정한 평가 기준일을 기준으로 수집하여 기입해야 한다. 다시 말하면, 평가자가 각기 다른 날짜에 평가대상자를 방문했다 하더라도, 최초 방문 시 설정했던 평가 기준일에 해당하는 기간 내에 대상자 상태를 평가하여 모든 문항을 작성해야 한다. 마지막으로, 체크업 평가와 체크업 부가 도구 평가가 동시에 완료되었을 경우, 두 평가지의 평가 기준일은 동일하다.

기입 연도는 네 자리 숫자를 기입하고, 월(month)과 일(day)은 두 자리 숫자를 기입한다. 만약 한 자리 숫자라면 앞의 빈칸에는 자릿값으로 **"0"**을 입력한다.

예: 2022년 5월 8일. 3-day 문항들의 관찰 기간은 5월 6~8일

2	0	2	2	년	0	5	월	0	8	일

Section B

거주 환경의 변화

B

B1. 90일 전과(또는 지난번 평가 실시 때와) 비교해 현재 다른 사람과 살고 있음

정의 이 문항은 평가대상자의 거주 현황이 최근 90일 이내에 변했는가를 나타낸다. 예를 들어 평가대상자가 다른 사람의 집으로 이사하거나, 다른 사람이 대상자의 집으로 이사 오거나, 대상자의 배우자가 지난 90일 이내에 사망함

기입 적절한 응답을 찾아 기입한다.

0. 아니요

1. 예

B2. 평가대상자 본인 또는 가족들은 대상자가 다른 곳에 살면 더 잘 지낼 것이라고 생각함

방법 가능하면 평가대상자와 가족구성원에게 각각 따로, 현재의 거주 현황을 변경할 필요성이 있다고 생각하는지 물어본다. 질문하는 방식에 주의해야 한다. "평가대상자가 다른 곳에서 사는 것이 낫다고 생각하나요?"라는 질문을 변형하여, 대상자가 다른 곳에서 살면 더 행복할지 혹은 덜 고립될지, 필요가 더 잘 충족될지 또는 더 영양가 있는 식사를 제공받게 될지 등을 물을 수도 있다.

기입 적절한 응답을 찾아 기입한다.

0. 아니요

1. 예, 다른 지역사회 거주지

2. 예, 입소 기관

Section C

인지-상황 기억과 섬망

기억하고, 의사 결정을 내리고, 일상적인 자가관리(self-care) 활동을 계획하는 일을 평가대상자가 실제로 얼마나 잘 수행하는지를 평가하는 것은 중요하다. 이 항목들은 새로운 상황(예를 들어 현재 자신이 있는 곳이 어디인지 아는 것)이나 보다 최근에 시작된 혼동(섬망)에 대상자가 얼마나 쉽게 대처하는지를 가리킨다.

C1. 상황 기억 정상

목적

평가대상자의 현재의 맥락(상황 기억)을 파악할 수 있는 능력을 평가하는 것

정의

상황 기억 정상 — 평가대상자가 자주 만나는 돌봄제공자들의 이름이나 얼굴을 인지하고, 자주 드나드는 장소(예: 침실, 주방, 거실, 치료실)의 위치를 알고 있음

방법

본 문항은 두 가지 현실지각능력(orientation), 즉 사람과 장소를 인식하는 평가대상자의 인지능력을 평가한다. 정상으로 기입되려면 평가대상자가 자주 만나는 가족이나 돌봄제공자의 이름과 얼굴, 그리고 자주 드나드는 장소(예: 침실, 주방, 집 외부의 드나드는 곳)의 위치, 이 두 가지를 모두 알고 있어야 한다. 평가대상자가 집 주소를 알고 있어야 할 필요는 없으나, 자신의 방을 찾아갈 수 있고, 특정 공간의 용도를 인식할 수 있어야 한다.

기입

가장 적절한 응답을 찾아 기입한다.

0. 기억 정상

1. 기억 문제 있음

C2. 주기적인 사고/의식 이상(섬망)

목적

섬망이 있음을 나타내는 행동 증상을 기록하는 것. 대개 섬망(급성 정신착란 상태)은 감염이나 투약에 대한 반응과 같은 치료 가능한 질병에 의해 유발된다. 섬망의 특징은 종종 명백하게 행동 증상으로 나타나므로 관찰이 가능하다. 예를 들어 사고 이상(disordered thinking)이 있으면 두서없고 조리 없으며, 일관되지 못한 말을 한다. 다른 행동 증상들은 아래 [정의] 영역에 기술되어 있다.

최근에 인지기능이 급속하게 악화되었다면 섬망일 가능성이 높으며, 즉각 발견하여 치료하면 충분히 원래 상태로 회복될 수 있다. 섬망 증상은 입소 초기에 인지기능이 정상이었던 평

가대상자에게서는 발견하기 수월하나, 이미 인지기능이 손상되었거나 불안정하고 소리 지르는 증상 등이 있었던 경우에는 섬망 증상을 감별해 내기 어렵다. 하지만 기존의 기능 상태와 비교한 변화를 감지하여 섬망 증상을 파악할 수 있다. 예를 들어 평소에 소란스럽고 다른 사람과 자주 싸우던 사람이 갑자기 조용하거나, 무기력하거나, 무관심한 상태가 되거나, 반대로 평소에 조용하고 문제가 없던 사람이 갑자기 불안정하거나 소란스러워진 경우이다.

정의

C2a. 쉽게 산만해짐 — 예: 주의를 집중하기 어려움, 산만함

C2b. 혼란스러운 대화 — 예: 대화의 내용이 말이 되지 않고 부적절하거나, 주제가 산만하게 계속 바뀌거나, 생각의 흐름을 놓침

C2c. 하루 동안 정신기능이 시간에 따라 변함 — 예: 때로 호전되거나 악화됨

방법

최근 3일 동안 위와 같은 행동이 있었는지 평가대상자 본인이나 평가대상자를 잘 아는 사람에게 물어본다. 만약 있었다고 한다면, 그런 행동들이 평소와 다른지 확인한다.

기입

0. 이상행동 없음

1. 이상행동을 보이나, 평소 기능과 일관됨

2. 이상행동이 있으며, 평소 기능과 다르게 보임(예: 최근 발생하거나 악화됨, 몇 주 전과 달라 보임)

주기적인 사고/의식 이상(섬망) 기입 방법의 예

T 씨는 지난 3일 중 2일째에 횡설수설하는 것이 관찰되었다. 이 행동은 한동안 있었던 증상이고 대략적인 빈도는 변하지 않았다. 이런 증상은 주로 낮과 저녁에 일어나고, 밤에는 보통 깨지 않고 잠을 잔다. 하지만 T 씨는 돌봄제공자와 대화할 수 있다.

C2a. 쉽게 산만해짐	**"0" (이상행동 없음)**
C2b. 혼란스러운 대화	**"1" (이상행동을 보이나, 평소 기능과 일관됨)**
C2c. 하루 동안 정신기능이 시간에 따라 변함	**"0" (이상행동 없음)**

S 씨는 누가 말을 걸면 자신의 옷을 만지작거리는 것이 관찰되었고, 깨어 있을 때는 항상 횡설수설한다. 가족에 따르면, 이는 새롭게 나타난 행동들이다.

C2a. 쉽게 산만해짐	**"2" (이상행동이 있으며, 평소 기능과 다르게 보임)**
C2b. 혼란스러운 대화	**"2" (이상행동이 있으며, 평소 기능과 다르게 보임)**
C2c. 하루 동안 정신기능이 시간에 따라 변함	**"0" (이상행동 없음)**

C3. 평소 정신기능 상태의 갑작스런 변화(섬망)

목적

평가대상자가 급격하고 예측할 수 없는 정신상태(mental status)의 저하를 경험했는지 확인하는 것. 이는 섬망을 나타내는 것일 수 있다.

정의

최근에 발생한 평소 기능 상태와 다른 급격한 변화를 말하며, 안절부절, 기면 상태, 각성이 어려움, 변화된 환경인식 등을 포함한다.

방법

평가대상자나 대상자를 아는 다른 사람들에게, 평가대상자의 행동에 갑작스럽고 예측하지 못한 변화(안절부절, 기면 상태, 각성이 어려움, 환각, 망상, 착각 등)가 있었는지 물어본다.

기입

평가대상자의 기능에 급격하고 갑작스러운 변화가 있었는지 기입한다. 그런 증상이 있더라도 그 시작이 갑작스럽거나 예측할 수 없는 것이 아니었다면 "**0**"으로 기입한다.

0. 없음

1. 있음

D

Section D
행동

문제행동 증상을 보이는 평가대상자의 평가에 대해 가족들이 특별히 훈련을 받는 것은 매우 드문 일이다. 그러므로 본 평가는 이런 문제가 있는지 알아내기 위한 중요한 첫 기회가 될 수 있다.

D1. 문제행동 증상[한국]

목적

원인과 상관없이 지난 3일 또는 그 이전에 문제행동 증상이 나타난 빈도를 파악하는 것. 곤란한 상황을 유발하거나, 평가대상자에게 잠재적으로 해가 되거나, 대상자가 거주하는 곳에 함께 있는 다른 사람들을 힘들게 하는 문제행동이 초점이다. 이 문항들은 일부 의료 전문가들이 "공격적이거나 흥분된(combative or agitated)" 상태라고 여길 수 있는 평가대상자의 문제행동을 찾아내기 위해 설계되었다. 문제행동 증상을 파악하고 기록하는 것은 문제행동 증상의 심각한 정도 및 빈도를 감소시키는 데 도움을 줄 수 있는 추가적인 평가, 케어 계획 수립, 지속적이고 적절한 케어 제공의 기초가 된다.

정의

D1a. 배회 — 목적 없이 움직임, 신체적 필요 혹은 안전성에 대해 전혀 신경쓰지 않는 듯함. 배회는 목적이 있는 행동(예: 배가 고픈 평가대상자가 음식을 찾기 위해 시설을 돌아다니는 것)과는 구별되어야 함. 배회는 걸어 다닐 수도 있고 휠체어를 타고 나타날 수도 있음. 앞뒤로 왔다 갔다 하는 것은 배회에 포함되지 않음

D1b. 언어적 학대 — 예: 다른 사람을 위협하거나, 소리를 지르거나, 저주를 퍼부음

D1c. 물리적 학대 — 예: 다른 사람을 때리거나, 할퀴거나, 성적으로 학대함

D1d. 사회적으로 부적절하거나 파괴적인 행동 — 예: 요란스러운 소음을 냄, 소리를 지름, 음식물이나 똥을 바르거나 던짐, 물건을 쌓아 둠, 다른 사람의 물건을 뒤짐

D1e. 다른 사람들 앞에서 부적절한 성적 행동이나 옷을 벗는 행동

D1f. 케어에 대한 저항 — 예: 약을 먹는 것이나 주사 맞는 것을 거부함, ADL 또는 식사 보조 및 체위 변경 시 돌봄제공자를 밀침. 이 항목은 평가대상자가 케어 과정을 따르지 않기로 사전 동의를 한 경우는 포함하지 않음(예: 평가대상자가 치료 거부 권리를 행사했거나, 치료를 재시도하려는 사람에게 부정적인 반응을 보이는 경우). 거부의 형태는 언어적이거나 신체적일 수 있음(예: 언어적으로 케어를 거부함, 돌봄제공자를 밀쳐 냄, 돌봄제공자를 할퀴 등). 이러한 행동들이 긍정적인지 부정적인지 단정지을 수는 없지만, 본 문항은 중재에 대한 평가대상자의 반응에 관한 정보를 제공하고, 케어 계획을 수립하기 위해 원인 요소들에 대해 추가적인 탐색을 촉진하기 위한 것임. 그러한 원인에는 통증에 대한 두려움, 낙상에 대한 두려움, 이해 부족, 분노, 불충분한 인간관계, 케어 결정 과정에 참여하고자 하는 열망, 투약 오류나 부적절한 케어와 관련한 과거 경험, 제공되고 있는 케어를 수정하고 싶은 욕구 등이 있음

방법

제일 좋은 방법은 각 개별 문제행동이 발생했었는지 가족이나 돌봄제공자에게 물어보는 것이다. 이것이 가능하지 않다면 대상자에게 직접 이야기한다. 평가대상자에게 발생한 문제행동 증상에 대해 객관적인 시각을 갖고 행동 자체에 초점을 맞추되, 그 의도는 고려하지 않는다. 특정 문제행동 증상의 이면에 있는 의미를 파악하는 것은 쉽지 않다. 일부 가족이 평가대상자의 이런 문제행동에 익숙해져 있거나 대상자의 의도를 축소시키려 하는 것(예: "그는 실제로 다른 사람을 다치게 할 의도가 아니었어요. 단지 놀라서 그랬어요.")은 문항 기입 시 고려하지 않도록 하며, 대상자에게 문제행동 증상이 나타났었는지 여부에 기초한다.

평가대상자를 관찰하고 케어를 제공하려는 가족이나 다른 사람들의 시도에 대상자가 어떻게 반응하는지 관찰한다. 지난 3일 밤과 낮 동안 무슨 일이 있었는지 알고 있는지 돌봄제공자에게 물어본다. 가능하면 이러한 질문은 평가대상자가 없을 때 하도록 하며, 평가대상자가 있었을 때 했던 응답들은 추후 확인해 볼 필요가 있다. 또한 평가 동안 여러 명의 돌봄제공자가 있다면 개개인이 정확하게 응답하는 것이 어려울 수도 있다.

기입

0. 없음

1. 있으나, 지난 3일간 나타나지 않음 — 지난 3일간 나타나지는 않았지만, 평가자가 이러한 문제행동이 있다는 것을 분명히 아는 경우에만 선택한다.

2. 지난 3일간 1~2일 정도 나타남

3. 지난 3일간 매일 나타남

문제행동 증상 기입 방법의 예

W 씨는 치매가 있고 일상생활에 대한 의사 결정 능력이 매우 손상되었다. 그는 하루 종일 배회를 하고, 청력이 매우 나쁨에도 불구하고 보청기 착용을 거부한다. 다른 사람에 의해 쉽게 두려움을 느끼고, 누군가 찾아왔을 때 가만히 있지 못한다. 이전(일주일 이상 전)에 그의 배회를 고쳐 보려고 여러 번 시도했지만, 그때마다 가족을 때리고 밀쳐 냈다. 시간이 지나면서 가족들은 평가대상자가 아파트의 구조화된 환경에서 배회하는 동안 가장 편안해하는 것을 알게 되었다.

D1a. **배회: "3" 지난 3일간 매일 나타남**
D1b. **언어적 학대: "0" 없음**
D1c. **물리적 학대: "1" 있으나, 지난 3일간 나타나지 않음**
D1d. **사회적으로 부적절하거나 파괴적인 행동: "0" 없음**
D1e. **다른 사람들 앞에서 부적절한 성적 행동이나 옷을 벗는 행동: "0" 없음**
D1f. **케어에 대한 저항: "0" 없음**

N 씨의 딸은 N 씨가 밤에 자신의 옷장을 뒤지고 있는 것을 발견하였다. 이것은 지난 3일 중 2일째에 발생하였다. 딸이 N 씨를 방 침대에 데려다주려고 하자 N 씨는 매우 화를 냈고 계속 소리를 질렀다. N 씨는 딸이 자신의 물건을 훔쳤다며 딸을 고소하였다.

D1a. **배회: "0" 없음**
D1b. **언어적 학대: "2" 지난 3일간 1~2일 정도 나타남**
D1c. **물리적 학대: "0" 없음**
D1d. **사회적으로 부적절하거나 파괴적인 행동: "2" 지난 3일간 1~2일 정도 나타남**
D1e. **다른 사람들 앞에서 부적절한 성적 행동이나 옷을 벗는 행동: "0" 없음**
D1f. **케어에 대한 저항: "0" 없음**

Section E

정신과 질병 진단과 정신과적 상태

E

E1. 정신과 진단

목적

평가대상자의 ADL 상태, 인지 상태, 기분이나 행동 양상, 의학적 치료, 간호 모니터링이나 사망 위험과 관련이 있는 현재의 질병을 기록하는 것. 대개 이러한 상태는 평가대상자에게 필요한 케어의 종류나 수준에 영향을 미친다. 이미 치료가 되었고 더 이상 대상자의 기능이나 케어 요구에 영향을 미치지 않는 상태들은 포함하지 않는다.

정의

E1a. 불안증 — 예를 들면, 범불안장애, 공황장애, 공포증 같은 임상 진단의 기록

E1b. 양극성 장애 — 조울증이나 양극성 장애와 같은 임상적 진단명이 있어야 함. 양극성 장애는 조울증의 최근 용어임

E1c. 우울증 — 평가대상자가 슬프거나 공허하게 느끼거나 울 것 같은 우울한 기분, 사고력이나 집중력 감소, 일상생활의 흥미나 즐거움 상실, 불면증이나 과수면, 기력 상실, 식욕 변화, 절망감, 무가치함이나 죄책감 등을 특징으로 하는 기분장애. 죽음이나 자살에 대한 생각을 포함할 수도 있음

E1d. 조현병 — 망상, 환각, 와해된 언어, 행동, 사고와 정서적 둔마를 특징으로 하는 장애로, 편집형, 해체형, 긴장형, 미분화형, 잔류형과 같은 세부 종류로 나뉨

방법

평가대상자에게 물어서 대상자가 알고 있는 진단들을 확인한다. 접근 가능한 모든 의무 기록을 검토한다. 가능하면 평가대상자의 담당 의료인에게 의견을 구하고, 대상자의 가족구성원과도 대화를 해본다.

기입

각각의 진단 범주들에 대해, 아래의 보기 중 가장 적절한 응답을 기입한다.

0. 진단받은 적 없음

1. 현재 주진단명임 — 현재 서비스를 받고 있는 주요 이유가 되는 질병 진단임

2. 진단받았으며, 이와 관련한 적극적 치료를 받고 있음 — 치료에는 약물 치료, 치료적 재활 서비스, 상처간호, 정맥주사를 통한 항생제 치료, 흡인과 같은 의료적 또는 전문 간호 서비스 등이 포함됨

3. 진단받았으며, 이를 모니터하고 있으나 적극적 치료는 받고 있지 않음 — 평가대상자는 검사나 활력 징후 측정을 통해 질병을 모니터하고 있긴 하지만, 적극적인 치료는 받고 있지 않음

E2. 정신과적 상태

정의

E2a. 비정상 사고 과정 — 평가대상자를 관찰했을 때, 표현하는 사고의 형태나 방법에 명백한 이상이 있음. 연상이완, 사고의 단절, 사고의 비약, 사고의 이탈, 우원증, 음향연상, 지리멸렬, 신어조작, 동음이의어 말장난 등이 있음

- **연상이완(loose associations)** — 대화의 주제가 관련 없이 한 주제에서 다른 주제로 이동함
- **사고의 단절(thought blocking)** — 문장 중간에 갑자기 멈추는 것으로, 원래 말하려고 했던 내용으로 돌아가거나 다른 생각으로 마무리할 수 없음
- **사고의 비약(flight of ideas)** — 생각한 것을 매우 빠르게 표현하여, 듣는 사람이 이를 따라가기 어려움
- **사고의 이탈(tangentiality)** — 어떠한 주제로 대화를 하던 도중 갑자기 주제에서 벗어나 관련 없고 부적합해 보이는 내용의 말을 함
- **우원증(circumstantiality)** — 대화의 목적이 없고, 불필요한 구체적인 언급을 많이 하며, 대화가 마무리되지 않음
- **음향연상(clang association)** — 사고의 연결이 매우 빈약하여, 대화할 때 운(韻, 각운, 음조가 비슷한 글자)을 맞추거나(rhyming) 동음이의어 말장난(punning)을 사용함
- **지리멸렬(incoherence)** — 대화 내용이 명료하지 않고 혼란스러워, 듣는 사람이 대화 내용을 제대로 이해할 수 없음
- **신어조작(neologism)** — 몇 가지 단어로부터 새로운 단어를 만들어 내어, 듣는 사람이 이해할 수 없음
- **동음이의어 말장난(punning)** — 소리는 비슷하나 뜻이 다른 단어를 사용함

E2b. 망상 — 상반되는 명백한 증거가 있음에도 불구하고 다른 사람과 공유할 수 없는 자신만이 지닌 고착화된 잘못된 믿음(예: 자신이 말기 질환에 걸렸다고 믿거나, 배우자가 외도를 한다고 생각하거나, 식당의 음식에 독이 들어 있다고 생각하는 것)

E2c. 환각 — 실제적인 자극은 없으나 실제 일어나고 있다고 생각하는 잘못된 감각 지각. 환각은 청각(예: 목소리를 들음), 시각(예: 사람이나 동물을 봄), 촉각(예: 피부에 벌레가 기어다니는 느낌), 후각(예: 유독가스 냄새를 맡음), 미각(예: 이상한 맛이 남)에 걸쳐 모두 나타날 수 있음

방법

비정상 사고 과정의 유무를 평가하기 위해, 평가대상자가 생각을 표현하는 방식을 관찰하는 것으로 시작한다. 위에 열거한 지표들이 나타나는지 관찰한다. 환각의 유무를 평가하기 위해서는 평가대상자(혹은 돌봄제공자)에게 타인들은 보거나 듣지 못하는 것을 보거나 듣는지 물어본다. 대상자가 말로 표현하는 것들(예: 다른 사람은 아무도 맡지 못하는 냄새를 맡음)이나 대상자가 환각을 경험하고 있음을 나타낼 수도 있는 행동들(예: picking이나 기타 보디랭귀지)을 관찰하고, 이러한 관찰에 대해 직접적으로 질문한다. 망상 유무를 평가하기 위해서는 고착화된 잘못된 믿음으로 보이는 말들을 하지 않는지 들어 본다. 망상 유무에 대한 직접적인 질문으로는, 평가대상자에게 누군가 자신을 지켜보고 있거나 해치려고 한다고 믿는지 묻는다. 그러한 믿음이 명백한 증거와 상충된다고 판단할 때는 매우 주의해야 한다.

기입

0. 없음

1. 있으나, 지난 **3**일간 나타나지 않음

2. 지난 **3**일 중 하루 나타남

3. 지난 **3**일 중 이틀 나타남

4. 지난 **3**일 중 매일 나타남

Section F

돌봄 지원 문제

F

F1. 비공식 도움제공자 상태

목적

비공식 도움제공자 지지 체계의 여력을 평가하는 것

정의

F1a. 비공식 도움제공자가 케어 활동을 지속하기 어려움 — 예: 도움제공자의 건강 악화로 인해 케어를 계속 제공하는 것이 어려움. 도움제공자, 평가대상자 또는 평가자는 도움제공자가 케어를 계속 제공하기 어렵다고 생각하는데, 그 이유는 어떤 것이든 가능함. 예를 들어 케어를 계속하기를 원하지 않음, 지리적인 접근의 어려움, 육아나 직장일 같은 다른 역할과의 충돌, 개인적인 건강 문제와 같은 이유일 수 있음

F1b. 일차 비공식 도움제공자가 좌절, 분노, 우울 등의 감정을 표현함 — 일차 도움제공자는 평가대상자를 돌보는 것으로 지치거나, 화가 나거나, 우울하거나, 갈등 상황에 있다고 표현함

방법

비공식 도움제공자와 평가대상자에게 도움제공자의 케어 제공이 계속될 수 있는지 따로 물어본다. 이 항목을 위해 평가자는 현재 상황을 고려하고 향후 필요를 예상해야 한다. 도움제공자는 케어 제공을 계속할 수 있다고 하나, 대상자가 자신이 그들에게 부담이 된다고 생각하여 도움제공자에게 더 이상 케어를 하지 말라고 말할 수 있다. 이러한 정보들을 잘 고려하여 평가를 내리는 데 이용한다. 이것은 조심스러운 문제이므로 신중히 다루어야 한다. 그들이 말하는 것을 신중히 경청한다.

기입

두 문항 모두 기입한다. 비공식 도움제공자가 없을 경우, 두 문항 모두 "**0**"으로 기입한다.

0. 아니요

1. 예

Section G

기능 역량과 기능 문제

G

G1. 보행 거리

목적 집 주변이나 동네를 걸어 다니기 위한 평가대상자의 독립성을 평가하는 것

정의 필요시 부축을 받으며, 지난 3일간 쉬지 않고 한 번에 걸었던 최장 거리

방법 지난 3일간 평가대상자의 걷기에 대해 대상자와 가족구성원에게 물어본다. 쉬지 않고 걸었던 최장 거리를 기록한다.

기입

0. 걸은 적 없음

1. 5m 미만

2. 5~49m

3. 50~99m

4. 100m 이상

5. 1km 이상

G2. 도움 없이는 스스로 일어서기 어렵거나 일어서지 못함

방법 평가대상자에게 앉은 자세에서 일어날 수 있는지 물어본다. 대상자를 관찰함으로써 앉은 자세에서 일어날 수 있는지 아니면 어려운지에 대한 정보를 얻을 수도 있다. 가족이나 돌봄제공자에게 물어야 할 수도 있다.

기입

0. 없음

1. 있으나, 지난 3일간 나타나지 않음

2. 지난 3일 중 하루 나타남

3. 지난 3일 중 이틀 나타남

4. 지난 3일 중 매일 나타남

G3. 평가대상자가 자신이 신체 기능을 더 잘 수행할 수 있다고 믿음

목적

평가대상자가 자신의 케어에 더 독립적이고 잘 참여할 수 있는 능력이 있는지 그 가능성을 평가하는 것. 이 문항은 평가대상자 개인의 의견을 기록한다.

방법

평가대상자가 좀 더 자립(self-sufficient)할 수 있다고 생각하는 지표에 대해 평가한다. 걸림돌들(예: 통증 관리, 새로운 이동 지원 방법)이 해결된다면 더 자립적이 될 수 있을지 대상자에게 직접 묻는다.

기입

0. 아니요

1. 예

신체 기능 향상 가능성 기입 방법의 예

S 씨는 몇 년 동안 알츠하이머병으로 단기 기억과 장기 기억에 문제가 있었다. 그녀는 평가자에게 "만약 사람들이 나에게 하게 하면, 나 혼자 모든 일을 스스로 할 수 있어요."라고 말하였다. 그녀의 딸은 엄마를 위해 자신이 모든 케어 활동을 해주어야 한다고 말하였다.

G3: "1. 예"로 기입

G4. 골절

정의

G4a. 고관절 골절 — 지난 30일 이내(마지막 평가가 30일 이내라면 마지막 평가 이후)에 발생한 고관절 골절. 고관절 골절 진단은 대퇴골 경부 골절, 대퇴골 전자부 골절, 골두하 골절을 포함

G4b. 다른 부위 골절 — 지난 30일 이내(마지막 평가가 30일 이내라면 마지막 평가 이후) 고관절 이외의 모든 부위(예: 팔목)에 어떤 상태로 인해서든(낙상이나 암으로 인한 뼈의 약화 같은) 발생한 골절

기입

두 문항에 각각 답한다.

0. 진단받은 적 없음

1. 진단받은 적 있음

G5. 신경계 상태

정의

G5a. **반신마비** — 한쪽 팔다리의 마비(일시적 또는 영구적인 감각, 기능, 운동 능력의 손상)로, 대개 뇌출혈, 혈전증, 색전증, 종양 등으로 인해 발생함

G5b. **다발성경화증** — 중추신경계의 탈수초화성(demyelination) 질환으로, 전형적인 증상은 허약감, 조정력저하(uncoordination), 무감각, 언어장애, 시력 저하 등임

G5c. **하반신마비** — 양쪽 다리를 포함한 하체의 마비(일시적 또는 영구적인 감각, 기능, 운동 능력의 손상)

G5d. **파킨슨병** — 떨림, 근육경직, 보행, 운동, 조절 능력의 저하를 특징으로 하는 뇌질환

G5e. **사지마비** — 양쪽 팔다리 모두와 몸통의 마비(일시적 또는 영구적인 감각, 기능, 운동 능력의 손상)

G5f. **지적장애** — 평가대상자가 전반적으로 평균 이하의 지적 기능(지능지수 70 미만)과 함께 개념적·사회적·실제적 기술에 있어서 결함을 나타냄. 다운증후군, 태아알코올증후군, 자폐증, 페닐케톤뇨증, 레트증후군, 뚜렛증후군, 지적장애(발달장애) 등의 진단 포함

기입

각 문항에 각각 답한다.

0. 진단받은 적 없음

1. 진단받은 적 있음

Section H

건강 상태

H

H1. 문제 빈도

정의

H1a. 과도한 수면 — 평가대상자가 정상 기능을 방해하는 수준으로 과도한 시간 동안 수면을 취함

H1b. 폐렴 — 박테리아나 바이러스로 인한 폐의 염증

H1c. 지난 30일 동안의 요로감염 — 지난 30일 동안의 만성 또는 급성적인 증상 포함

H1d. 발열 — 대개 감염으로 인해 발생하는 체온의 상승

H1e. 위장관계 출혈 또는 비뇨생식기계 출혈 — "위장관계 출혈"은 위장관 관련 검사나 직장 검진이나 잠혈 검사를 통해 진단된 출혈과 관련한 기록이 있어야 함. 출혈은 선홍빛 혈액과 같이 명백하게 나타날 수도 있고, 잠혈 검사 양성과 같이 숨어 있을 수도 있음. "비뇨생식기계 출혈"은 비뇨생식기계에 발생한 출혈을 의미하며, 어둡고 탁한 소변을 보는 경우는 출혈 여부에 대해 검사를 해보아야 함. 소변에 피가 섞여 있음을 육안으로 확인하거나, 요도구에서 선홍빛 피가 나오는 것을 볼 수도 있음

방법

평가대상자에게 물어봄 — 자신의 증상을 다른 사람에게 말하지 않았을 수도 있다. 가족구성원이나 돌봄제공자에게 물어본다. 접근 가능한 모든 의무 기록을 검토한다.

기입

0. 없음

1. 있으나, 지난 3일간 나타나지 않음

2. 지난 3일 중 하루 나타남

3. 지난 3일 중 이틀 나타남

4. 지난 3일 중 매일 나타남

Section I

영양 상태

I1. 영양 관련 문제

I1a. **탈수 또는 BUN/Cr > 25**

방법

탈수를 알아내는 것은 어려울 수 있다. 증상과 징후(예: 일정 시간 동안 심한 구토)에 근거한 평가자의 임상적 판단을 기록한다. 탈수의 증상으로는 어지러움, 혼미, 소변량 감소, 피부 긴장감 감소, 건조한 점막, 변비, 발열, 소변 농축, 몸무게 변화 등이 나타날 수 있다. 탈수 상태를 나타내는 검사 결과(예: BUN/Cr > 25)를 기입할 수도 있다.

I

I1b. **하루 1,000cc 미만의 수분 섭취**

정의

지난 3일 동안 전혀 혹은 거의 수분을 섭취하지 않았다.

I1c. **수분 배출이 섭취를 초과**

정의

평가대상자의 수분 손실량이 수분 섭취량보다 많다(예: 구토, 열, 설사 등으로 인한 수분 손실량이 수분 보충량을 초과함).

기입

각 문항에 각각 답한다.

0. 없음

1. 있음

I2. 영양 섭취 방법

목적

연하 기능은 다양한 질병 과정과 기능 상태 저하로 인해 영향을 받을 수 있다. 연하 능력의 저하로 인해 음식을 먹을 때 사레들리거나 음식물이 폐로 흡인될 수도 있는데, 이러한 경우 질병 이환이나 사망을 초래할 수도 있다. 종종 연하 기능 장애가 있는 평가대상자들의 경우, 입을 통해 음식물을 삼키도록 하기 위해 음식물이나 액체류의 점도를 조절해 주어야 한다. 이 문항은 연하 곤란이 있는 경우 필요한 식이 변경에 대한 구체적인 설명을 제시한다.

방법

평가대상자를 관찰하고 대화해 본다. 가능하다면 평가대상자의 주치의(단골 의사), 영양사, 언어치료사의 의무 기록지를 검토한다.

기입

제시된 보기 중에서 평가대상자가 연하 문제를 가지고 있는지(아닌지)를, 그리고 현재의 연하 곤란 증상에 적응하기 위한 식이 처방을 가장 잘 표현한 것을 고른다.

0. 정상 — 모든 종류의 음식을 삼킴

1. 제한이 있으나 독립적임 — 예: 유동식은 조금씩 마시며, 제한된 고형식을 함. 식이 변경의 필요성은 없어 보임

2. 고형식을 삼키려면 식이 변경이 필요함 — 예: 기계적 식이(다지거나 으깨거나 간 음식 등) 또는 특정 음식만 섭취할 수 있음

3. 유동식을 삼키려면 식이 변경이 필요함 — 예: 걸쭉한 유동식

4. 다지거나 으깬 고형식과 걸쭉한 유동식만 삼킬 수 있음

5. 경구와 비경구/관 영양을 같이 함

6. 비위관 영양 섭취만(nasogastric tube feeding only)

7. 위루관만(abdominal feeding tube only) — 예: 경피적 내시경 위루관(PEG tube)

8. 비경구 영양만(parenteral feeding only) — 예: TPN 같은 모든 종류의 비경구 영양 포함

9. 평가 기간 동안 영양 섭취가 없었음 — 지난 3일 동안 평가대상자는 어떠한 형태의 영양 섭취도 하지 않았음

Section J

피부 상태

목적

평가대상자의 피부 상태를 알고, 궤양의 유무와 단계를 파악하며, 기타 피부 상태와 있을 수 있는 모든 족부 문제를 기록하는 것

J1. 가장 심한 압박성 궤양(욕창)

목적

지난 3일 동안 평가대상자의 신체에 발생한 가장 심한 압박성 궤양에 대해 기록하는 것

J

정의

압박성 궤양(욕창) — 지속적인 압력에 의해 발생한 피부 상처로서, 대개 뼈의 돌출 부위에 발생하며, 육안으로 보이는 조직 손상의 정도에 따라 단계가 구분됨

방법

평가대상자와 가족들에게 궤양이 있는지 물어본다. 만약 궤양이 있다고 응답하면 평가자는 직접 그 부위를 관찰하여 궤양의 단계를 확인해야 한다(아래 "기입" 참고). 그러나 보통은 대상자나 가족이 궤양에 대해 이야기하고 평가자는 그에 따라 기입하게 된다.

압박성 궤양이나 다른 피부 문제로 인해 평가대상자가 의사의 진찰을 받았었는지 물어본다. 평가자는 평가대상자의 집에 방문한 손님이기 때문에 대상자의 전체 피부를 관찰하기는 어려울 것이다. 인지 상태가 명료한 평가대상자에게는 피부 시진을 하지 않더라도 피부 상태에 대해 좋은 정보를 얻을 수 있다. 필요할 경우, 의자에 주로 앉아 있거나 와상 상태인 대상자들에게는 엉덩이, 허벅지, 허리 하부, 발뒤꿈치에 특히 주의를 기울이면서 피부 시진을 하도록 한다.

대상자의 피부가 어두운색을 띠는 경우에는 피부에 발적(1단계 궤양)이 있는지 파악하기 어려울 수 있다. 따라서 1단계 궤양을 알아내기 위해서는 아래와 같은 것을 찾아보도록 한다.

- 궤양 호발 부위 조직의 질감 변화
- 궤양 호발 부위 피부의 외양 변화(예: 오렌지 껍질 같은 모양 혹은 옅은 자줏빛)
- 자세히 들여다보았을 때, 조직 균열을 덮고 있는 심하게 건조한 딱지

기입

0. 압박성 궤양 없음

1. 피부에 지속적으로 발적 있는 부위 있음 — 피부 일부에 지속적으로 발적이 있고, 압력이 제거된 후에도 발적이 사라지지 않음. 피부 손상은 없음. "1단계"로 구분함

2. 피부층의 일부 손실이 있음 — 피부의 벗겨짐, 수포, 얕게 파인 부분(crater)이 육안으로 보이는 부분적인 피부층의 소실. "2단계"로 구분함

3. 피부에 깊게 파인 부분(crater)이 있음 — 피부의 전층이 소실되어 피하조직이 노출됨. 깊게 파인 부분(crater)이 보이며 인접 조직의 손상이 있을 수도 있고 없을 수도 있음. "3단계"로 구분함

4. **근육 또는 뼈가 보이는 피부 파열이 있음** — 피부의 전층과 피하조직이 모두 소실되어 근육이나 뼈가 노출됨. "4단계"로 구분함

5. **기재 불가** — 예: 괴사된 가피(necrotic eschar)로 덮여 있음

J2. 압박성 궤양 과거력

목적 향후 압박성 궤양이 발생할 위험 요소인 압박성 궤양의 과거력에 대해 기록하는 것

방법 현재는 나았지만 이전에 평가대상자에게 압박성 궤양이 있었는지 물어본다. 퇴원 기록지를 포함한 예전 의무 기록지, 임상 경과 기록지, 업무 흐름도, 케어 플랜을 검토하면 과거력의 정보를 얻을 수도 있다. 필요하다면 평가대상자의 예전 피부 상태에 대해 잘 아는 가족이나 돌봄제공자에게 확인한다.

기입

0. 없음

1. 있음

J3. 압박성 궤양 이외의 피부궤양 존재 여부

목적 압박성 궤양이 아닌 피부궤양의 존재 여부(예: 정맥성 궤양, 동맥성 궤양, 정맥-동맥 혼합 궤양, 당뇨병성 족부 궤양)를 알아보는 것

정의 혈류 저하로 인해 하지에 발생하는 개방성 피부 병변이다.

기입

0. 없음

1. 있음

J4. 압박성 궤양 이외의 주요 피부 문제

정의 **압박성 궤양 이외의 주요 피부 문제** — 병변(lesions), 2~3도 화상, 회복 중인 외과적 수술 부위

화상 — 열, 전기, 화학물질, 방사선 노출 등으로 인한 국소적 또는 전신적 조직 손상

기입

0. 없음

1. 있음

J5. 찢어지거나 베인 피부 상처(수술 상처 제외)

정의 피하조직이 드러나 보이는 피부의 외상으로, 수술 절개 부위는 제외한다.

기입

0. 없음

1. 있음

J6. 기타 피부 문제나 피부 상태의 변화

목적 앞 문항들에서 평가한 내용인 궤양, 찢어지거나 베인 피부 상처, 주요한 피부 문제 이외의 다른 피부 문제가 있는지 기록하는 것

정의

기타 피부 상태의 변화 — 예: 멍, 발적, 소양증, 반점(mottling), 대상포진, 간찰진(intertrigo), 습진

발적 — 일시적인 피부 발진

반점 — 신체 일부의 피부색이 변화한 상태

습진 — 소양증, 비특이적 형태와 분포, 건조한 피부와 가려움증이 주요 특징이며, 각질이 생길 수도 있음

기입

0. 없음

1. 있음

J7. 족부 문제

정의 건막류(bunions), 망치족지(hammer toes), 발가락 겹침(overlapping toes), 구조적 문제(structural problems), 감염, 궤양을 포함

기입

0. 족부 문제 없음

1. 족부 문제가 있으나, 걷는 데에 지장 없음

2. 족부 문제가 있어 걷는 데에 지장을 줌

3. 족부 문제로 인해 걷지 못함

4. 족부 문제가 있으며, 다른 이유들로 인해 걷지 못함

Section K

학대 가능성을 보여 주는 지표

K1. 학대 가능성 지표

목적

평가대상자에게 해를 끼치거나, 괴롭히거나, 대상자의 안녕에 영향을 주는 다른 사람의 행동을 기록하고 묘사함

정의

K1a. 가족구성원으로부터 위협을 받음 — 가족구성원이나 기타 비공식 돌봄제공자가 말로 위협했다고 평가대상자 또는 다른 사람이 보고함

K1b. 가족이나 친구에 대한 갈등 또는 분노 — 평가대상자는 가족으로부터 유기당했다거나, 일부 가족에 대해 배은망덕하다거나, 가까운 친구의 이해가 부족하다거나, 가족이나 친구에 대해 적대적인 느낌을 표현함

K1c. 가족구성원이나 가까운 지인에 대한 두려움 — 평가대상자는 (말이나 행동을 통해) 가족구성원이나 가까운 지인에 대한 두려움을 표현함. 그러한 두려움은 다양한 방법으로 표현될 수 있는데, 평가대상자는 돌봄제공자가 두렵다고 말하거나, 돌봄제공자가 곁에 있을 때마다 위축되는 듯이 보일 수 있음. 이는 신체적 또는 감정적 학대나 구박(mistreatment)에 대한 두려움을 포함함. 두려움을 유발하는 이유를 명확히 하는 것은 필수적이지 않고, 단지 그런 두려움이 있는지를 판단함

K1d. 방치, 폭력, 학대당함 — 평가대상자는 해결되지 않았거나 제대로 알려지지 않았던 심각하거나 생명을 위협하는 상황이나 상태를 경험함. 이러한 상태는 평가대상자를 죽음의 위험에 내몰았거나, 신체적 또는 정신적 건강에 지장을 주는 부작용을 일으켰을 수 있음

K1e. 위생 — (문화적으로 적절하다고 여겨지는 정도를 크게 넘어선) 위생 불량 상태가 관찰되거나, 단정하지 못하고 헝클어진 모습임(학대 가능성)

K1f. 물리적 억제 — 예: 평가대상자의 팔다리를 구속하거나, 대상자의 침대 난간을 올려놓거나, 대상자가 앉아 있을 때 의자 억제대가 적용되어 있음(학대 가능성)

방법

학대가 있는지를 판단하는 일은 쉽지 않으며 매우 조심스럽게 다루어져야 한다. 평가대상자에게 안전하다고 느끼는지 또는 가족이나 기타 돌봄제공자와 잘 지내고 있는지 물어봄으로써 이 주제에 접근할 수 있다.

이러한 징후들을 평가하는 데는 모든 관찰 경로가 사용된다. 평가대상자의 관찰(예: 평가대상자와 비공식 돌봄제공자 간의 상호작용 특성, 억제대 사용 여부 등의 관찰), 그리고 평가대상자, 비공식 돌봄제공자, 또는 대상자의 상황을 알고 있는 다른 사람들(예: 주치의, 기타 공식 돌봄제공자들)의 구두 보고 또는 비언어적 징후들

K

이러한 관찰 내용의 보고나 존재 자체가 바로 학대를 의미하는 것은 아니다. 그러나 이러한 징후가 존재할 경우 추가적인 평가는 필수적이다. 만약 평가대상자가 위험에 처해 있다는 결론이 내려지면, 그러한 상황에 대한 조치는 기관의 정책에 따라 취해져야 한다.

기입

0. 없음

1. 30일보다 이전

2. 8~30일 전

3. 4~7일 전

4. 최근 3일 이내

8. 알 수 없음

주: 평가대상자나 그 누구로부터도 아무런 정보를 얻을 수 없을 경우 "8. 알 수 없음"으로 기입한다.

학대 가능성 징후들의 기입 예

H 씨는 평가자에게 말하기를, 딸이 시키는 대로 해야 하고, 그렇게 하지 않으면 "딸이 나에게 화를 낸다"고 한다. H 씨는 딸을 주말마다 만나는데, 딸이 자신에게 "이래라저래라 한다"고 말한다. 딸은 평가자에게 아무 문제가 없다고 말한다. 평가는 목요일에 이루어졌다.

K1b 문항(가족이나 친구에 대한 갈등 또는 분노)은 "3. 4~7일 전"으로 기입한다.

Section L

투약

성인 복약 인구는 지속적으로 증가하고 있다. 특히 염려되는 것은 예방 또는 고혈압, 당뇨, 심장질환, 관절염이나 몇몇 정신질환 등 만성 증상의 관리를 위한 투약이다. 이러한 투약은 몇 년이나 지속될 수도 있다. 또한 다중건강 문제(복합만성질환)는 종종 복수의 약물 사용(다중약제)과 복잡한 약물 처방으로 이어진다. 더욱이 진통제, 비스테로이드성 소염제, 수면제 같은 비처방 약물은 상당수의 성인 인구가 사용하고 있으며, 이는 유병률을 증가시킬 위험이 있다. 투여하는 약물의 수가 많을수록, 약물 간 상호작용과 부작용의 위험은 커진다. 장기간의 약물 사용, 복잡한 약물 처방, 다중 약제 투여 역시 대상자의 복약 불순응 위험을 높인다.

이 섹션의 목적은 복약과 관련된 건강 문제의 잠재적 위험요인을 가진 대상자, 또한 복약 관리에 있어서 어려움을 겪는 대상자들을 식별할 수 있도록 돕는 것이다.

이러한 사람들은 의사 또는 약사의 보다 철저한 약물 평가와 공식적인 약물 검토 또는 약물 관리 기술을 향상시키기 위한 전략들을 통해 유익을 얻을 수 있다. 또한 섬망이나 변비와 같이 환자에게 특정 문제를 일으킬 수 있는 약물을 식별하는 데 도움이 될 수 있다.

L

L1. 복용하고 있는 약의 총 개수

목적

평가대상자가 지난 3일간 투약한 모든 약(처방약과 비처방약 모두 포함)의 총 개수를 파악함으로써 투약 관리를 돕는 것

정의

약물 — 지난 3일간 현 상태 유지를 위해, 또는 정기적으로나 비정기적으로 투약한 모든 약(처방약과 비처방약 모두 포함)을 포함한다. 예를 들어 크림, 연고, 안약, 인공눈물 등도 포함된다. 현재는 끊었지만 지난 3일 중에 투약한 처방약, 그리고 이 기간에 투약한 필요시 처방(PRN) 약 역시 포함된다.

- 비처방약이라 함은 처방 없이 취득한 모든 약을 포함한다.
- 현 상태 유지를 위한 약은 정기적으로 투약하도록 처방된 약(한 달에 한 번 맞는 비타민 주사 등)을 포함하며, 지난 3일간 투약하지 않았어도 포함된다.
- 복합약은 두 가지 이상의 약을 혼합한 약이다. 예를 들면, 클라불란산(clavulanic acid)과 아목시실린(amoxicillin)이 혼합된 코-아목시클라브(co-amoxiclav) 같은 약을 말한다. 모든 복합약은 하나의 약으로 간주한다.

방법

적당한 때에 평가대상자와 가족들에게 지난 3일간 실제 투약한 모든 약에 대해 물어본다. 단지 처방된 약뿐만이 아니라, 구입한 방법과 상관없이 실제 투약한 모든 약에 대해 묻는 것임을 분명히 해야 한다. 대상자가 제공한 정보를 대상자의 투약 관리 기록(구득 가능할 경우)과 함께 검토한다.

평가대상자와 가족들에게 대상자가 현재 투약하고 있거나 지난 3일간 투약했던 모든 약을 꺼내 보여 달라고 요청한다. 만약 대상자가 스스로 약을 꺼내 보여 줄 수 없다면 평가자가 가져다주겠다고 제안한다. 어떤 경우에는 대상자가 약물을 처방받은 약국이나 의사로부터 현재의 약물 처방 내역을 받아 볼 수도 있다. 그런 경우는 그것이 현재 내역인지, 최근에 변경이 없었는지, 대상자가 처방대로 모든 약, 특히 필요시 처방(PRN) 약을 실제로 복용하고 있는지, 그리고 대상자가 그 약국이나 의사한테서만 약 처방을 받고 있는지 확인한다.

덧붙여, 대상자 본인이나 다른 누군가가 비처방약을 구입했는지, 또는 인터넷, 전화, 팩스, 이메일 등을 통해 "우편 구매"한 약이 있는지 대상자에게 물어본다. 대상자가 언급했을 수도 있는 문제 증상(배변 문제, 알러지, 피부 발적, 곰팡이 감염 등)으로 인해 특정한 약을 투약하고 있는지 물어본다. 대상자는 지난 며칠 사이에 의사, 치과의사, 또는 다른 약을 처방할 수 있는 전문인을 방문했을 수도 있는데, 그렇다면 약 처방에 변경이 있었는지 물어볼 수 있다. 그럴 경우 어떤 약이 더해지고, 바뀌고, 빠졌는지 확인한다. 새로운 약의 경우, 평가 기간에 투약을 시작하지 않았다면 포함하지 않도록 한다.

평가 기간 동안 대상자가 투약한 각종 약의 총 개수를 세도록 하는데, 지난 3일간은 투약하지 않았더라도 대상자의 정기적인 약물 처방에 포함된 경우라면(한 달에 한 번씩 맞는 B12 주사와 같은) 계산에 포함시킨다.

이 정보를 조사지 또는 컴퓨터에 기록할 때 빠트린 것이 없도록 투약 총 개수를 반드시 다시 검토한다. 이제는 끊었지만 지난 3일 중에 투약한 적이 있는 약도 반드시 포함해야 한다. 불법 약물 사용은 기록하지 않는다.

기입

지난 3일간 투여한 각종 약의 개수를 정확히 기입한다. 15개 이상의 약을 투약했을 경우 15로 기입한다.

L2. 처방 약물 복용에 대한 순응도

목적

평가대상자가 의사(또는 전문간호사나 치과의사 등 다른 처방자)가 처방한 대로 약을 받고 투약하고 있는지, 그리고 지난 3일간 대상자가 처방된 약물 프로그램을 얼마나 정확하게 지키고 있는지 확인하는 것. 어떤 사람들은 약에 대한 염려, 약의 필요성에 대한 이해 부족, 투약 지침에 대한 오해 등으로 인해 이를 잘 지키지 않을 수 있다. 이는 치료 효과의 상실, 약물 관련 위해 사건, 불필요한 비용 지출을 초래할 수 있다.

방법

투약에 대해 평가대상자로부터 받은 정보를 사용하여, 주어진 약 처방과 대상자가 그것을 어떻게 따랐는지를 비교한다. 처방이 내려진 시점을 고려했을 때 약물이 적절히 남아 있는 것으로 보이는가? 대상자와 돌봄제공자는 약물 관리에 대해 정확한 정보를 제공했는가? 필요시 처방(PRN) 약물의 경우, 대상자가 지시된 빈도와 용량에 맞추어 투약하고 있는지 평가한다. 이 항목의 목적은 처방된 약이 적절한지를 평가하는 것이 아니라 대상자가 투약 프로그램을 얼마나 잘 지키고 있는지 평가하는 것이다. 지키지 못한 점은 모두 기입에 반영되어야 한다.

기입

0. 항상 처방된 약을 잘 복용함

1. 80% 이상 잘 복용함 — 지난 3일간, 하루 24시간 동안 평가대상자는 처방된 약물의 20% 미만을 복용하지 않음

2. 처방 약품 미구입 등의 이유로 80% 미만으로 복용함 — 지난 3일간 하루 24시간 동안 평가대상자는 처방된 약의 20% 이상을 복용하지 않음

8. 처방 약물 없음 — 평가대상자는 어떠한 약 처방도 받지 않았음

L3. 본인이 응답한 약물 검토의 필요성

목적

평가대상자가 투약하고 있는 약에 대한 염려가 있는지 확인한다. 이러한 염려는 약물 안전 문제(약물 부작용의 가능성), 비효율적 약물 사용, 약물 관리, 처방 약물 복용에 대한 순응도 문제의 조짐일 수 있다.

방법

"귀하는 보건의료 전문가와 상의하고 싶은 약물에 대한 우려가 있습니까?"라고 질문한다.

기입

0. 아니요 (또는 처방받은 약물이 없음)

1. 예

8. 응답하지 않음 또는 응답 불가

L4. 최근 변경된 약물

목적

평가대상자가 **지난 14일간** 새로운 약을 처방받거나, 약 사용을 중단하거나, 약 처방이 바뀐 일이 있는지(처방할 수 있는 보건의료 전문가에 의해)를 확인하는 것. 최근 약이 변경된 대상자는 약물 관련 위해 사건(약물 부작용, 약물-약물 간 반응, 약물-질병 간 반응, 처방에 비순응, 독립적으로 투약 관리하는 것의 어려움)의 위험이 더 크다.

방법

평가대상자나 돌봄제공자에게 지난 14일간 약 처방에 변화가 있었는지 묻는다. 대상자의 응답을 입수 가능한 약 및 처방전과 비교한다. 만약 필요하고 가능하다면, 대상자의 약사 또는 의사에게 문의한다.

기입

0. 아니요

1. 예

L5. 향정신성 약물 복용

목적

평가대상자가 **지난 7일간** 향정신성 약물을 복용한 적이 있는지 기록하는 것. 이 항목에서 3일보다 더 긴 기간을 검토하는 것은 특정한 약물의 사용 여부를 확인하는 데 유용하다.

정의

L5a. 항정신병제/신경이완제 — 정신기능, 행동 또는 경험에 영향을 미치는 약물. 이 종류의 약물들은 신경계에 작용한다.

L5b. 항불안제 — 불안을 없애거나 감소시키도록 만들어진 종류의 약물

L5c. 항우울제 — 우울증의 징후를 감소시키거나 없애도록 작용하는 약물

L5d. 최면제 — 뇌의 피질 중심에서 감각 수용을 방해함으로써 부분적 혹은 완전한 무의식을 일으키는 약물. 이 항목은 진정제를 포함한다.

방법

평가대상자나 돌봄제공자에게 질문하고 구득 가능한 문서들을 검토한다(예: 약국 기록, 투약관리 기록). 필요하고 가능하다면, 대상자의 약사나 의사와 상의한다. 경로(예: PO, IM, IV) 및 장소(예: 집, 병원 응급실)와 상관없이 대상자에게 투약된 모든 약을 포함한다. 이 항목은 주 1회 이하로 투약하는, 장기간 작용하는 약도 포함한다(예: 몇 주에 한 번 또는 한 달에 한 번 투약하는 fluphenazine decanoate, haloperidol decanoate).

기입

지난 7일간(또는 지난 평가 이후) 복용한 향정신성 약물의 각 범주에 대한 코드이다. 또한 장기 지속형 향정신성 의약품을 주 1회 미만으로 사용한 경우(예: 최근 한 달 동안) **"1"**을 입력한다.

0. 아니요

1. 예

Section M

주거 환경 문제

M1. 가정 환경

목적

가정 환경이 위험하거나 거주하기에 적절하지 않은가 판단하는 것

정의

M1a. 집의 파손 — 예: 위험할 정도로 집 안이 어질러져 있음. 거실, 침실, 부엌, 화장실, 복도 등의 조명이 불충분하거나 없음. 바닥에 구멍이 있거나 수도관이 누수되고 있음

M1b. 매우 불결한 상태 — 예: 지극히 더러움. 마른 소변, 대변 또는 음식물이 거실에 있거나 곤충이나 생쥐/쥐 같은 해로운 동물이 있음. "불결함"으로 기재하려면 상태가 "보통" 어질러져 있는 것 이상으로 악화되어 있어야 하며, 일주일 이상 먼지와 오물이 축적되어 있어야 함

M1c. 불충분한 난방 또는 냉방 — 난방 및 냉방 시스템이 적절하지 않거나(예: 여름에 너무 덥거나 겨울에 너무 추움) 부적합함(예: 여름에 너무 춥거나 겨울에 너무 더우며, 평가대상자나 돌봄제공자가 이를 조절할 수 없음)

M1d. 취약한 개인 안전 — 예: 폭력의 두려움, 우편함이나 이웃집 방문 시 인진 문제, 주변 도로의 교통량 많음. 집 안이나 집 바로 밖에서 폭력으로 인한 위험이 있거나 그렇게 느낌. 이것은 집에 누군가 침입할 수 있는 실제 위험이 있거나 그렇게 느끼는 것, 또한 우편함에 다녀올 때 혹은 집을 나서거나 들어올 때 공격을 당할 수 있는 실제 위험이 있거나 그렇게 느끼는 것을 포함

M1e. 집 또는 집의 방 안으로 이동 제한 — 예: 집을 드나드는 데 어려움, 계단을 오를 수 없음, 방 안에서 이동이 어려움. 이 문항은 접근의 제한이 있는 건물에 있는 물리적 어려움을 포함. 예: 평가대상자가 2층에 살고 외부에 있는 불안정한 계단으로 드나듦, 엘리베이터가 종종 고장 나거나 난간 없는 계단이 있는 다층 건물에 거주

방법

평가대상자 또는 가족에게 집에 들어가도 되는지 물어본다. 이 문항에 적힌 문제 영역에 해당하는 근거를 찾는다. 평가자가 눈으로 확인하여 평가할 수 없는 영역에 대해서는 평가대상자와 가족에게 물어본다. 대상자가 임시로 기관에 입소해 있다면, 가정을 방문하거나, 대상자 또는 대상자의 가정 환경을 잘 알고 있는 사람과의 대화를 통해 평가한다.

기입

가정 환경을 위험하게 하거나 거주하기에 부적절하게 만드는 항목을 기입한다.

0. 아니요

1. 예

M

Section N

평가 정보

N1. 이 평가를 완성한 사람(코디네이터)의 서명

목적

평가 코디네이터(보통 유일한 평가자)가 서명을 하고 평가가 완료되었다는 것을 증명하는 것

기입

평가 코디네이터는 첫 번째 빈칸에 본인의 이름으로 서명을 하고, 두 번째 빈칸에 평가가 완료된 날짜를 기입한다. 이 날짜는 평가 기준일(A2 문항)과 다를 수 있다. 만약 월(month)과 일(day)이 한 자리 숫자라면 첫 자리에 "**0**"을 기입한다.

1. 서명 ____________________

2. 평가 종료일 — 예) 2022년 5월 14일

2	0	2	2	년	0	5	월	1	4	일

N

Section O

치료와 프로그램

다음 섹션은 일반적으로는 수집하지 않는 추가적인 정보를 제공한다.
그러나 다음 중 자원이용군(resource utilization group: RUG) - 홈케어(HC) 니즈를 계산하고자 한다면 이 항목들이 추가될 수 있다.

O1. 지난 3일 동안 받았거나 계획되었던 치료와 프로그램(마지막 평가가 지난 3일 이내에 이루어졌다면 마지막 평가 이후를 기준으로)

목적

처방된 치료 내역을 검토하고, 평가대상자가 처방 내역을 얼마나 잘 따랐는가를 알아보는 것. 이 문항은 지난 3일 동안(마지막 평가가 3일 이내에 이루어졌다면 마지막 평가 이후를 기준으로) 받았거나 계획되었던 특수 치료, 요법(therapies), 프로그램을 포함한다. 이는 외래 방문이나 집에서 받은 서비스도 포함한다.

정의

치료

O1a. 항암 화학 치료 — 다양한 경로를 통해 투여되는 모든 유형의 화학 치료(항암제)를 포함

O1b. 투석 — 현재 집이나 시설에서 받고 있는 복막 또는 혈액 투석을 포함

O1c. 정맥내 투약(IV medication) — 중심 또는 말초혈관을 통해 투입되는 모든 종류의 약물이나 생물학적 제제(예: 조영 물질)를 포함. 헤파린 락 유지를 위해 식염수나 헤파린을 주입하는 것이나 약물이 섞이지 않은 수액을 정맥으로 맞는 것은 포함되지 않음

O1d. 산소요법 — 마스크나 캐뉼라 등을 통해 지속적 또는 간헐적 산소 투여

O1e. 방사선치료 — 방사선치료를 하거나 방사능 물질을 주입하는 것 포함

O1f. 흡인 — 구강인두(oropharyngeal), 비인두(nasopharyngeal), 기관을 통한 흡인 포함

O1g. 기관절개관 관리 — 캐뉼라를 제거하거나 적절한 용액을 이용하여 기관절개관과 주변 피부를 청결히 하는 것 포함

O1h. 수혈 — 전혈이나 혈소판과 같은 모든 종류의 혈액을 투여받는 것 포함

O1i. 인공호흡기 또는 호흡 보조 기구 — 자가호흡이 불가능하거나 불가능하게 될 수 있는 사람들에게 적절한 호흡을 할 수 있도록 해주는 기계로, 전기 또는 공기로 인한 압력이 발생하는 폐쇄 체계인 기계적 호흡 보조 장치임. 지난 3일 동안 인공호흡기나 호흡 보조 기구를 떼는 과정(being weaned off)에 있는 사람도 포함

프로그램

O1j. 완화 케어 프로그램 — 통증이나 호흡 곤란과 같은 불편한 증상을 경감시키기 위한 공식적인 프로그램. 완화 케어를 받는 사람들은 대개 말기 질환을 가지고 있으나, 여명 기간이 6개월 미만이라는 예후가 있을 수도 있고 없을 수도 있음(예: 이미 수개월이나 수년을 생존했을 수도 있음)

O1k. 방문 요양 — 통상적으로 요양보호사가 수행하는 "직접적인(hands-on)" ADL 보조와 단순 모니터링(예: 혈압 측정) 서비스

O1l. 방문 간호 — 통상적으로 간호사가 수행하는 보다 복잡한 평가, 침습적인 중재(전문적 치료), 교육, 의뢰 서비스

O1m. 가사도우미 — 통상적으로 가사일 서비스, 쇼핑, 식사 준비와 같은 IADL 보조를 포함하는 서비스

O1n. 식사 배달 — 바로 먹거나 나중에 먹을 수 있는 준비된 식사를 배달해 줌[예: 식사 배달 서비스(meals-on-wheels)]

방법

평가대상자에게 목록에 있는 특정한 치료나 프로그램 서비스를 받았는지 물어본다.

기입

0. 의사 처방도, 수행된 것도 없음

1. 의사 처방은 있었으나, 수행되지 않음

2. 지난 3일 동안 1~2일

3. 지난 3일 동안 매일

O2. 공식적 서비스 — 지난 7일간 제공된 시간(총 일수와 분수)

목적

지난 7일간(이전 평가가 7일 이내라면, 이전 평가 또는 입원 이후) 케어나 케어 매니지먼트를 제공하는 공식적 돌봄제공 기관에서 받은 서비스의 시간(분수)을 알아보는 것

정의

케어(care) — 공식적 기관 또는 서비스 제공자가 제공하는 직접적인 서비스(ADL, IADL 도움 둘 다), 제공받는 케어의 관리(예: 투약 스케줄 설정, 욕구 케어를 위한 계획), 치료적 서비스 등을 포함한다.

O2a. 물리치료 — 자격을 갖춘 물리치료사가 제공하거나, 자격을 갖춘 물리치료사의 직접적인 감독하에 자격을 갖춘 물리치료 보조원이 제공한 서비스도 포함됨. 요양보호사가 제공하는 서비스는 포함되지 않음

O2b. 작업치료 — 자격을 갖춘 작업치료사가 제공하거나, 자격을 갖춘 작업치료사의 직접적인 감독하에 자격을 갖춘 작업치료 보조원이 제공한 서비스도 포함됨. 요양보호사가 제공하는 서비스는 포함되지 않음

O2c. 언어치료 및 청각 서비스 — 자격을 갖춘 언어치료사에 의해 제공된 서비스로, 연하 능력이나 청력에 대한 평가, 연하 치료, 말하기 치료, 의사소통 치료, 청력 보조기 제공과 교육을 실시함

방법 평가대상자나 요양보호사에게 현재 케어를 받고 있는 기관, 관계의 성격, 케어나 케어 매니지먼트를 제공하는 데에 소요된 총시간에 대해 물어본다. 가능하다면, 이 응답을 확인하기 위해 서비스나 케어 매니지먼트를 제공하고 있는 기관에 연락해 본다. 평가대상자의 집에 있는 서비스 기록지를 확인하고, 가능하다면 기관의 서류를 검토해 본다.

기입 첫 번째 열에 일수(최대 = 7)를, 두 번째 열에 한 칸에 숫자 하나씩 시간(분수)을 기입한다. 평가자가 입수 가능한 정보를 기반으로 하여 평가대상자에게 제공되고 있는 서비스의 형태에 가장 적합한 항목을 선택한다. **동일한 서비스에 대해 두 번 기입하지 않도록 한다.** 만약 기관으로부터 케어를 받고 있지 않다면, 해당 칸에 "**0**"을 기입한다. 평가대상자가 개인적으로 받고 있는 케어에 대해서는 기입하면 안 된다.

Part V

interRAI 체크업 자가보고 버전 서론

interRAI 체크업 자가보고 버전의 목적은 의료진이 보다 자세한 후속 평가를 할 수 있도록, 또는 동일한 Clinical Assessment Protocols(CAPs)에 기반한 케어 계획을 논의할 수 있도록, 자신의 건강과 웰빙에 대한 평가대상자 스스로의 관점을 파악하는 것이다(복합 니즈가 있는 대상자의 경우). 또한 연구, 프로그램 평가, 니즈 분석 등을 위해 사용될 수도 있다. 그럴 경우, 중심 목표는 임상 도구로의 사용이라기보다는 파악하고자 하는 표본 인구집단의 건강 상태에 대한 정보를 수집하는 것이다. 자가보고 버전은 의료진이 사용하는 버전에 포함된 모든 항목과 영역을 포괄하지만, 일반인이 더 쉽게 이해할 수 있는 언어를 사용한다. 따라서 자가보고 버전에서도 전문가 버전에서 가져온 대부분의 척도가 산출 가능하다. 자가보고 버전에는 자가보고를 완성한 중심 인물이 누구인지를 결정하기 위한 추가적인 항목이 한 가지 포함되어 있다. 비공식적(예: 가족 돌봄제공자) 도움을 받는 것이 허용되어 있기 때문이다.

interRAI 체크업 자가보고 버전의 개발

interRAI 체크업 자가보고 버전은 전화 설문 조사 및 보건의료 기관의 선산화된 키오스크에서 각 항목들을 테스트하는 광범위한 연구 노력을 통해 개발되었다. 각 항목들은 지역사회에 거주하는 모든 연령대의 성인, 독립된 생활을 하는 노인, 돌봄제공자, 허약한 노인 등을 포함하는 다양한 인구집단을 통해 테스트되었다. 또한 일부 자가보고 항목들은 interRAI 홈케어에서 가져온 것이다(예: 스스로 표현한 기분 항목). interRAI 홈케어는 세계적으로 100만 회가 넘는 평가에 정기적으로 사용되고 있다.

interRAI 체크업 자가보고 버전의 목표 인구집단

interRAI 체크업 자가보고 버전은 건강과 웰빙에 대한 평가대상자의 견해를 파악한다. interRAI 체크업 자가보고 버전의 목표 인구집단의 예로는 독립 주택 환경에 있는 노인들, 신체 장애가 있는 성인들, 일차 진료를 받고 있는 성인들 등이 있다.

인지적으로 이상이 없는 평가대상자들의 경우, 평가는 전적으로 대상자 스스로의 관점에 근거해야 한다. 면담자가 관여할 경우(예: 전화 조사, 신체적 도움이 필요한 평가대상자의 경우), 면담자는 대상자의 답변만을 기록해야 한다. 면담자의 관점에서 보았을 때 "올바른" 답이라고 믿는 것을 기록하려고 해서는 안 된다.

가벼운 인지 장애가 있는 평가대상자의 경우, 대상자가 평가지에 답변을 완료할 수 있도록 면담자가 돕는 것은 허용된다. 하지만 평가대상자 자신의 응답을 담아내기 위해 최선의 노력을 기울여야 한다.

인지기능이 심하게 손상된 평가대상자의 경우, 의료인이 시행하는 interRAI 체크업(또는 interRAI 홈케어와 같은 다른 평가)을 사용하는 것이 좋다. 하지만 돌봄제공자가 보는 평가대상자의 건강과 웰빙에 기반해, 돌봄제공자가 자가보고 버전에 답변하는 것도 가능하다.

J1 문항은 interRAI 체크업 자가보고 버전의 질문들에 평가대상자가 얼마나 스스로 답변했는가를 알아보기 위한 것이다.

누가 본 설문지의 질문에 답했습니까? ☐

기입 0. 모두 내가 답함

1. 일부 다른 사람(들)이 대신 답해 줌

2. 모두 다른 사람(들)이 대신 답해 줌

평가대상자가 자가보고 버전의 모든 질문에 스스로 답했거나, 일부 질문은 대상자 스스로 답하고 나머지 질문들은 아무도 답하지 않았다면, 적절한 답변은 "0. 모두 내가 답함"이다. 만약 면담자가 질문을 읽어 주었지만 평가대상자가 답한 것만을 기록한 경우 역시 같은 답으로 기입한다. 하지만 일부 질문에 대해 평가대상자 이외의 사람이 답했을 경우 J1 항목은 "1. 일부 다른 사람(들)이 대신 답해 줌"으로 기입해야 한다. 가족이나 다른 아는 사람이 평가대상자를 대신해 모든 질문에 답했다면 J1 항목은 "2. 모두 다른 사람(들)이 대신 답해 줌"으로 기입해야 한다.

결과 보고

각 조사의 개별 항목들은 보고를 위해 영역별로 구분될 수 있고, 척도로 요약될 수 있다. 그러나 개별 항목들의 응답 분포 또한 그 자체로 척도로 보고될 수 있다. 이 항목들과 척도에 대한 표준 보고 양식, 그리고 보고 형식을 개발하기 위한 코드들은 interRAI 웹사이트(www.interRAI.org)에서 구할 수 있다.

기관에서 interRAI 체크업 자가보고 버전 사용하기

기관에서 interRAI 체크업 자가보고 버전을 사용하기로 결정했다면, 다음과 같은 과제들이 수행되어야 한다.

- 어떻게 조사를 진행할 것인가: 평가대상자가 수행할 것인가 면담을 통해서 할 것인가.
- 데이터 수집 방식 결정: 수기 또는 온라인을 통한 전자식 조사 또는 면담. 자가보고 버전을 사용할 때는 질문들을 생략하고 뛰어넘어야 하는 경우가 있기 때문에 컴퓨터를 통해 접근하는 것이 더 좋다.

- interRAI 체크업 자가보고 버전의 사용을 총관리할 핵심 인력을 정해야 한다.
- 기관에서 누가 interRAI 체크업의 일상적 운영(예: 프로그램 코디네이터, 자원봉사자, 동료 지지자, 행정 직원)을 책임질 것인지 정한다. **만약 참가자들을 면담해야 한다면(참가자들이 독립적으로 조사지에 답변하지 않고), 스태프들은 면담 기술과 interRAI 체크업 조사지 완성을 위한 가이드라인에 대해 훈련을 받아야 한다**. 다른 모든 임상적 평가와 마찬가지로, 평가대상자에게 자신이 하는 답변이 건강 기록에 대한 기관의 규정에 따라 비밀로 지켜질 것을 분명히 알려야 한다.
- 서비스를 받는 사람들과 스태프들에게 interRAI 체크업 자가보고 버전을 소개하고 그 목적을 설명한다. interRAI 체크업 자가보고 버전 사용을 시작할 때 유인물, 소식지, 스태프 회의에서의 프레젠테이션, 서비스를 받는 사람들을 위한 질문 시간 등을 통해 이 도구에 대한 이해도를 높여야 한다.
- interRAI 체크업 자가보고 버전의 대상자가 될 사람들을 식별할 수 있는 절차를 고안한다. 덧붙여, 적절한 데이터 공유 절차가 있는지 확인한다. interRAI 체크업 자가보고 결과에 평가대상자를 돌보는 의료진/보건의료 인력(예: 주치의)이 접근할 수 있게 해주는 적절한 데이터 공유 절차가 있는지 확인한다.
- interRAI 체크업 자가보고 버전을 사용하는 시점을 결정한다. 다음과 같은 선택지가 있다.
  - 평가대상자의 케어 이력에 있어서의 특정한 시점. 1차 보건의료 세팅에서 이는 1차 케어 서비스로, 연중 건강 검진, 또는 1차 케어팀의 재량에 맡기는 것 등을 포함한다.
  - 서비스를 받고 있는 모든 대상자에게 동시에 사용(예: 매년 5월마다)
  - 샘플링 접근 방식을 사용(예: 연 2회, 각 회에 조사 대상 전체의 반을 조사하는 식으로)
  - 웹사이트를 이용해 평가대상자(혹은 돌봄제공자)가 필요에 따라(예: 의사 방문에 앞서 업데이트된 요약 내용을 온라인으로 제공할 수 있도록, 또는 interRAI 시스템을 사용하는 가정, 지역사회 서비스 자격 여부를 결정하기 위해) 자가 평가를 스스로 완료할 수 있게 한다.
- 비공개 면담을 실시하기에 적절한 장소를 정하고, 필요할 경우 면담 참석자들을 어떻게 이동시킬 것인지 계획한다. 이는 특히 참석자들이 면담자가 진행하는 조사에 참여하게 될 경우에 중요하다.
- 완료된 모든 조사 용지와 자가보고 interRAI 체크업 전자 버전이 지역/국가의 정보 보안 및 개인 건강 정보에 대한 프라이버시 규정에 적합하도록 저장되는 것을 보장하는 절차를 개발한다.
- 완료된 interRAI 체크업 조사지들이 어떻게, 어디로, 누구에게 제출되어야 하는지, 제출은 면담자가 하는지, 자가보고 조사지를 완성한 평가대상자가 하는지를 분명히 한다.
- 자가보고 interRAI 체크업 조사지를 요약하기 위해 전산화하는 방법을 결정한다. 이것은 기관 내부적으로 개발한 소프트웨어를 통해 이루어질 수도 있고, interRAI에서 라이선스를 가지고 있는 상업적 소프트웨어 공급업체를 통해 이루어질 수도 있다.
- 임상 서비스의 일부로서 사용될 경우(예: 1차 보건의료), 1차 보건의료팀의 구성원들이 interRAI 체크업 결과를 받고 그 결과를 평가대상자와 함께 논의하여 대상자의 강점, 선호, 니즈에 부합하는 케어 계획을 개발하는 절차가 확립되어야 한다.

평가 방법의 선택

목적은 자가보고 interRAI 체크업을 응답할 수 있는 모든 평가대상자에게 사용하는 것이다. 비교적 독립적인 상황에서 조사는 일반적으로 평가대상자 스스로 하게 된다. 다른 상황에서는 평가대상자 중 다수가 인지 능력에 손상이 있거나 의사소통 능력이 제한되어 있을 것이다. 그러한 경우 평가대상자의 인지 능력(interRAI Cognitive Performance Scale, CPS 점수로 평가된)에 기반해 어떤 식으로 평가를 할 것인지 결정해야 한다. 최근의 interRAI 평가 결과가 있다면 CPS 점수도 있다. 다음 표는 인지 능력의 차이에 따라 평가대상자들에게 어떤 식으로 평가를 시행하는 것이 좋은지에 대한 interRAI의 추천을 보여 준다.

CPS 점수	평가 방법
CPS 점수 = 0 또는 1 (온전 또는 거의 온전)	자가 시행
CPS 점수 = 2 (가벼운 손상)	대개 면담자 시행
CPS 점수 = 3 (상당한 손상)	면담자 시행
CPS 점수 = 4 (어느 정도 심한 손상)	interRAI 체크업 전문가 버전을 사용하는 것이 나음. 자가보고 버전을 비공식 돌봄제공자가 평가대상자를 대신해 기록할 수도 있으나, 이 경우 J1 항목을 "2"로 기입해야 함
CPS 점수 = 5 또는 6 (심한 또는 매우 심한 손상)	interRAI 체크업 전문가 버전을 사용하는 것이 나음. 자가보고 버전을 비공식 돌봄제공자가 평가대상자를 대신해 기록할 수도 있으나, 이 경우 J1 항목을 "2"로 기입해야 함

정보 동의와 공식 동의 절차

자가보고 interRAI 체크업에 대한 동의 의무는 도구가 어떻게 배급되고 사용되는가에 따라서 결정된다. 예를 들어, 이 도구가 1차 보건의료에서 임상 중재에 정보를 제공하기 위한 스크리닝 도구로 사용된다면, interRAI 체크업은 기관에서 수행하는 다른 모든 임상 평가 혹은 의료 기록활동에 적용되는 것과 동일한 동의 의무가 있다. 이 도구가 연구 목적으로 사용된다면, 표준 연구 윤리 절차가 요구하는 동의 의무가 적용된다. 그러나 공공 웹사이트나 공공 키오스크 등에서 사용된다면, 온라인 건강 정보 수집에 있어서 동의와 프라이버시에 관한 국가별 의무가 적용된다. 어떤 경우든 동의, 데이터 보안, 그리고 프라이버시에 관해 기관과 지역이 요구하는 의무를 확인하고, 그럼으로써 자가보고 interRAI 체크업을 이용할 때 어떤 접근 방법을 택해야 하는지 결정한다.

스스로 시행할 경우, 정보는 자가보고 interRAI 체크업과 함께 제공된 설명서에 포함되어 있다. 덧붙여, 조사에 참여하는 것은 자발적인 것이며, 참가자들의 답변은 비밀이 보장된다는 것이 명확히 전달되어야 한다. 자가보고 interRAI 체크업 조사지를 쓰는 평가대상자에게는 언제든 조사를 중지할 수 있으며, 불편하게 느끼는 특정 질문들에는 답하지 않아도 된다는 정보를 분명하게 알려 주어야 한다.

면담자가 시행할 경우, 공식적인 동의가 필요하며, 기관이 규정하는 절차를 따라야 한다. 예를 들어, 동의 절차는 대개 다음과 같은 설명을 포함한다: 평가대상자는 자발적으로 조사에 참여하는 것이며, 언제든 그만둘 수 있고, 비밀이 보장된다. 그리고 참여자가 질문이 있을 경우 연락할 수 있는 사람의 연락처도 필요하다. 참여자와 면담자 양측 다 평가대상자가 조사 참여에 동의했음을 확인하는 공식적인 동의서에 서명한다.

자가보고 interRAI 체크업을 완료하겠다는 최종적인 결정은 자발적이어야 한다. 그러나 처음에 참여를 거절한 것을 최종적인 결정으로 받아들일 것인지에 대한 결정은 평가대상자가 평가 목적을 정확히 이해했는가에 달려 있다. 애초에는 참여하기를 거절했던 대상자에게도 다른 날, 다른 시간에 다른 면담자가 다가가 문의할 수 있다. 만약 그 대상자가 평가의 이유를 정확하게 이해하고 있으며 면담자를 다른 때에 다시 볼 생각이 없음이 분명하다면, 그 대상자에게 다시 문의해서는 안 된다.

면담 요청이 세 차례 연기된다면(면담자에게 다음에 오라고 요청하거나, 대상자가 약속을 피하거나 또는 만남을 거절하는 경우), 세 번째의 연기는 거절로 받아들이도록 한다.

면담자 선정과 훈련

참여자를 면담하게 되면, 기관의 절차에 따라 자가보고 interRAI 체크업을 시행하기 위해 면담자를 선정하고 훈련해야 한다. 자원봉사자이든 직원이든, 모든 면담자들은 기관의 일반적인 고용 기준(예: 범죄 기록 확인)에 따라 검토되어야 하며, 조사 업무에 참여할 때는 적절한 신분증(예: 배지)을 부여받아야 한다.

면담자를 훈련시키는 것은 기관의 책임이며 다음의 내용을 포함해야 한다.(다음 내용으로 제한되는 것은 아님)

- 기관 내에서의 자가보고 interRAI 체크업의 목적과 프로토콜에 대한 개관. 이는 필요할 경우 실제 면담을 진행하는 것 이외에 면담자가 어떤 역할을 해야 하는지에 대한 내용을 포함한다. 예를 들면, 완성된 조사지 관리, 소프트웨어 사용(해당 사항이 있을 경우), 참여자의 동의 절차 및 모집(필요할 경우)
- 필요할 경우, 면담 기술
- 어려운 상황(예: 평가대상자가 면담 중에 자해에 대한 생각을 드러냄, 학대 피해를 보고함)이 발생했을 경우 이를 관리하기 위한 기관 자체의 프로토콜을 리뷰
- 다음과 같은 훈련 세션을 추천한다. 조사 면담을 시행하기에 앞서, 훈련생은 경험 많은 면담자를 관찰한다. 그리고 훈련생은 이 경험 많은 면담자가 관찰하는 가운데 면담을 한다.

성공적인 면담을 위한 준비

온화하고 친근하게 자신을 평가대상자에게 소개하고, 어떻게 부르기를 원하는지 묻는다.(김 선생님이라고 부를까요, 그냥 김○○ 씨라고 부를까요?) 공감대를 형성하고 편안한 분위기를 만들기 위해 최선을 다하라. 자가보고 interRAI 체크업에 대해 쉬운 용어로 간단히 설명한다. 예를 들면 이렇게 말할 수 있다. "저는 ○○○[후원 기관의 이름]에서 나왔고 당신의 건강과 웰빙에 대한 질문지를 작성하고 있습니다. 이 정보는 당신의 케어 계획에서 후속 조치를 통해 도움이 되는 영역들을 판별할 수 있도록 당신의 1차 보건의료팀과 공유될 것입니다. 질문지 작성을 시작하시겠어요?"

동의 절차가 기관에서 정한 절차를 따라 지켜지도록 한다.

조사를 완료하는 데 시간이 오래 걸리지 않는다는 것을 설명한다. 조사는 20~30분 정도 걸리며, 평가대상자의 인지 능력, 평가 내용과 관련된 정보를 얼마나 공유하고 싶어하는지에 따라 달라질 수 있다.

면담은 조용한 사적인 장소에서 실시한다. 집 안에서 가족이나 친구들이 들을 수 없는 조용한 장소를 찾도록 한다. 면담 동안 평가대상자가 편안하게 느끼고 면담이 가능하면 은밀하게 이루어지도록 최선의 노력을 기울이는 것이 매우 중요하다.

면담 요령

평가대상자가 청력 보조 도구를 사용할 경우, 대상자가 보조 도구를 착용하고 있고 제대로 작동하는 것을 확인한다. 사용하지 않을 경우, 대상자(또는 대상자를 아는 다른 사람)에게 어느 쪽 귀가 더 잘 들리는지 물어보고 그 방향에서 이야기한다.

(대상자의 개인 공간을 침해하지 않는 선에서) 대상자와 가까이 앉아서 시선을 잘 맞춘다. 이는 대상자로 하여금 면담자와 조사에 집중할 수 있도록 도와준다. 대상자가 침대에 누워 있거나 앉아 있다면, 허락을 구하고 의자를 가져와 앉는다. 그래야 당신이 대상자를 위에서 내려다보거나 대상자와 시선을 맞추기 쉽다. 침대에 걸터앉아야만 한다면, 먼저 허락을 구한다.

대상자의 존엄성을 존중하는 방식으로 접근해야 함을 명심한다. 개인 공간에 주의하라. 대상자가 뒤로 물러나는 것처럼 보이거나 당신이 팔 길이보다 더 가까이 앉아 있다면, 대상자의 개인 공간을 침범하고 있을 수도 있다.

또박또박 말하고 대상자의 필요에 따라 말의 속도를 조절한다. 대상자의 응답을 적극적으로 청취한다. 대상자가 잘 듣지 못하는 것 같으면, 낮은 목소리로 말한다(노인들은 낮은 목소리를 더 잘 듣는다). 목소리를 높이지 않도록 한다. 목소리가 커지면 더 알아듣기 어려워진다. 혼란을 겪고 있거나 심리적으로 불안정한 사람은 오해할 수 있으므로 목소리의 음색에 주의해야 한다.

몸짓과 손짓을 사용한다. 고개를 끄덕이거나 온화한 표정 등의 비언어적인 의사표현이 의미를 전달하는 데 있어서는 단어들보다 더 중요하다. 신체 언어와 표정을 사용해서 이해를 돕도록 한다. 대상자가 말하는 내용에 관심을 보이도록 한다.

interRAI 체크업 면담자는 면담을 하고 있는 평가대상자에게 집중하는 것이 좋다. 가족이나 친구가 동석하는 것을 요청하거나 선호하는 경우에도 면담자는 항상 대상자에게 직접 이야기해야 한다.

대상자가 어떤 질문에 대해 답변을 하지 못하고 가족이 그에 대한 정보를 제공하는 경우, 그 답변을 기록하고 J1 항목을 "1. 다른 사람이 일부 질문을 대신 답해 줌"으로 기입한다.

모든 질문에 대해 대상자가 답변했다면, 그 답변대로 기록하고 면담자는 J1 항목을 "0. 모든 질문에 평가대상자 스스로 답함"으로 기입한다.

평가대상자가 인지기능 손상이 있을 경우 자가보고 interRAI 체크업 완료하기

자신의 의사를 전달하고 다른 사람을 이해하는 평가대상자의 능력에 손상이 있을 수 있다. 어떤 문장은 높은 수준의 인지기능이 있어야 이해할 수 있다. 주어진 선택지 중에서 대상자가 자신의 상황에 가장 적절한 답변을 이해하고 선택할 수 있도록 돕는다.

인지기능에 손상이 있는 대상자들은 그들의 선호와 염려에 관해 질문해 주는 것을 좋아할 수도 있다. 그러나 대상자들은 특정 질문에 대해서, 혹은 면담 자체에 대해서, 위협이나 불안감을 느낄 수도 있다는 것을 면담자는 염두에 두고 있어야 한다.

대화/면담 초기에는 평가대상자가 인지기능에 문제가 없다고 보일 수 있다. 그러나 대상자의 인지기능에 대한 면담자의 판단은 면담이 진행됨에 따라 달라질 수 있다. 다음 예를 보라.

- 평가대상자는 선택지를 읽을 수는 있으나 그 의미를 이해하지는 못하는 듯이 보인다. 대상자는 처음에 질문에 대한 직접적인 응답으로 보이는 문구를 사용할 수 있다. 그러나 그 문구들이 모든 질문에 대한 응답에 반복적으로 사용된다면, 이는 인지 능력의 문제를 나타내는 것일 수 있다.
- 대상자가 어떤 단어나 적절한 응답을 생각해 내지 못할 때, 대상자는 화제를 바꾸거나, 농담을 하거나, 어떤 이야기를 들려 주거나, 화를 내거나 흥분하고는 "이 질문들은 엉터리야!" 혹은 "난 이런 건 대답 안 해도 돼!"라고 말할 수도 있다. 질문이 대상자에게 적절함에도 불구하고 "이건 나한테는 적용 안 돼"라고 말할 수도 있다.

만약 읽어 준 질문들 중 어떤 것이든 대상자가 이해하지 못한다면, 계속하려고 하지 않는 것이 최선이다. 시간 내준 것에 대해 대상자에게 감사를 표하고 자연스럽게 면담을 끝낸다. 대신 interRAI 체크업 전문가 버전을 사용할 수도 있고, 돌봄제공자에게 자가보고 버전의 완성을 요청할 수도 있다. 그럴 경우 돌봄제공자는 J1 항목에 "2. 다른 사람이 모든 질문을 대신 답해 줌"으로 기입해야 한다.

자가보고 interRAI 체크업으로 면담 진행하기

면담을 진행하는 동안 면담자는 면담의 진행에 영향을 줄 수 있는 문화와 개인 공간에 대한 고려를 내내 염두에 두어야 한다. 전체적인 면담 진행은 평가대상자가 가능한 한 편안하게 느끼게 하는 데에 집중하고, 또한 상호작용 방식에 있어서 대상자의 선호를 고려한다.

대상자에게 interRAI 체크업 자가보고 버전 한 부(부록에 있음)를 제공한다. 필요할 경우, 큰 글씨 버전을 만들 수도 있다. 각 항목에 대한 선택지가 어떤 것들인지 설명한다.

각 문장은 적힌 대로 읽어야 한다. 한 번에 한 문장씩 질문하고 대상자에게 답변을 생각할 시간을 준다. 대상자가 답하지 않으면 선택지를 반복해 읽어 준다. 어떤 선택지가 최선인지 찾는 것을 대상자가 어려워할 경우, 찾을 수 있도록 기회를 준다. 대상자의 말을 이해하기 힘들 경우, 대상자에게 이해하기 힘들고 이해하고 싶다고 전달한다. 대상자의 의도를 짐작하지 말고, 대상자의 답변에 동의 혹은 비동의를 표현해서는 안 된다. 필요한 경우, 한 질문은 세 번까지 반복할 수 있다. 세 번 반복한 후에도 응답이 없을 경우, 그 항목은 비워 두고 다음 항목으로 넘어간다.

대다수의 응답자들은 어렵지 않게 질문에 답할 수 있을 것이다. 그러나 그렇지 않을 경우 면담자는 다음의 지침을 따라야 한다.

- 평가대상자가 질문을 이해하지 못한다고 표현하고 설명을 요청한다면, 면담자는 이 조사 항목들은 누구에게나 똑같이 전달되도록 고안되었으며 어떤 항목을 설명하거나 다른 식으로 표현해서는 안 된다는 것을 설명한다. 그러나 질문을 반복하는 것은 허용됨을 이야기하고, 조사지의 문구를 있는 그대로 사용해 계속 진행한다. 대상자가 여전히 질문을 이해하지 못하겠다고 하면, 대상자에게 괜찮다고 안심시키고 그 항목은 비워 두고 다음 항목으로 넘어간다.
- 대상자가 언어 장벽으로 인해 어떤 항목을 이해하지 못할 경우, 통역자의 도움을 받을 수 있음을 알려 준다.
- 조사 항목의 구조화된 형식(즉, 답변 가능한 선택지가 미리 정해져 있음)에 대해 혼동이 있을 경우, 이에 대해 설명하는 것은 가능하다. 예를 들면, 면담자는 대상자에게 "당신의 경우에 제일 잘 맞는 답변을 찾고 있다"는 점을 상기시킬 수 있다.
- 대상자가 질문과 관련된 답변을 하기는 했지만 선택지 중 하나를 정확히 고르지는 않았을 경우, 대상자의 말을 그대로 반복하고 나서, 대상자에게 자신의 생각을 가장 잘 반영하는 선택지를 고르도록 요청한다.
- 대상자는 질문에 바로 답하기 전에, 말소리를 내며 생각하거나 특정 질문에 대해 자세하게 이야기하기를 원할 수도 있다. 이는 대상자가 어떻게 답할지를 고려하는 동안 그 주제에 관해 긴 이야기를 듣게 될 수도 있음을 의미한다. 공손하게 이야기를 듣되, 필요한 경우 적절한 말을 통해 다시 질문에 집중할 수 있게 해야 한다. 예를 들면 "조사를 끝내고 나서 이야기를 더 들을 수 있으면 좋겠네요"와 같이 말할 수 있다. 질문과 선택지로 돌아가서, 이야기한 모든 것을 고려하며 대상자에게 답변을 선택하도록 요청한다. 면담을 마칠 때 그 주제로 돌아가서 그 부분에 대해 더 이야기하기를 원하는지 묻는 것을 잊지 않도록 한다.

- 평가대상자가 피곤해하기 시작하면 "조금만 힘내세요. 거의 다 했습니다"와 같은 격려하는 말로 대상자를 지지해 준다.
- 면담을 마치기 위해서 평가대상자를 다시 방문해야 하는 경우(예: 대상자가 피곤해서 "휴식"을 요청하는 경우 또는 대상자가 약속이 있어서 면담이 중단되는 경우), 24시간 이내에 다시 방문해 완료하는 것이 바람직하다. 그러나 이것이 불가능할 경우, 차선의 대안은 3일 안에 마무리하는 것이다. 이것 또한 불가능할 경우, 면담 최초 시작 7일 이내에 면담을 재개할 수 있다. 그렇지 않으면 대상자의 면담은 다시 처음부터 시작하거나 아니면 "미완성" 평가로 간주한다.
- 평가대상자가 얼굴을 찡그리거나, 목소리가 변하거나, 몸이 경직되는 등 불안해하거나 흥분하는 기색을 나타내는지 주의를 기울여야 한다. 이럴 경우, 의사소통 전략을 변경한다. 긴장을 풀고 일단 대상자를 편안하고 안심하게 한 후 다시 면담으로 돌아가도록 한다. 흥분이나 불안이 가시지 않거나 더 심해질 경우 면담을 계속하도록 대상자를 압박하지 말고, 가능한 한 재치있게 면담을 종료한다. 벌어진 상황을 문서로 작성해 이 면담의 책임자에게 제출하고, 책임자는 스태프와 의논해 어떻게 진행할지 결정한다.

응답을 기록하는 방법

평가대상자에게 interRAI 체크업 자가보고 버전(부록에 있음)을 한 부 제공한다. 그렇게 함으로써 면담자는 대상자가 도구를 보고 가장 정확한 답변을 고르도록 할 수 있다.

선택지를 읽어 주고 도구를 보게 하는 것도 대상자가 답변을 고르는 데 도움이 될 수 있다. 필요한 경우, 큰 글씨 버전을 만드는 것도 가능하다.

어떤 대상자들은 선택지(예: "예" 또는 "아니요")에 들어 있지 않은 답변을 할 수도 있다. 대상자에게 주어진 선택지를 다시 보게 하고 그중 자신에게 가장 잘 맞는 것을 고르도록 한다.

질문을 듣고 선택지 중에서 답변을 고를 기회를 대상자에게 세 번은 주어야 한다. 그런 후에 그 질문은 비워 두고 다음 항목으로 넘어간다.

면담자 조사 중 염려스러운 응답

조사에 대한 응답이 평가대상자 또는 타인의 안전이나 웰빙에 대해 염려스러운 경우가 있을 수 있다(예: 대상자가 자살이나 자해 충동, 타인을 해치고 싶음, 학대를 당하고 있음 등을 보고하는 경우). 모든 면담자는 이러한 상황에 어떻게 대처해야 하는지에 관해 기관에서 교육을 받아야 한다. 이러한 상황에 대한 대처 방식은 자가보고 interRAI 체크업을 임상에서(예: 1차 보건의료) 도구로 사용할 때와 비임상적인 목적(예: 연구)으로 사용할 때 각각 달라야 한다.

- 면담자는 염려스러운 상황에 대해 타인과 의논하게 될 것임을 평가대상자에게 어떻게 알려야 하는지에 관해 조언이 필요하다. 예를 들면, "당신의 응답은 비밀로 지켜집니다. 하지만 저는 당신과 당신이 방금 한 말에 대해 매우 염려하고 있으며 당신의 안전을 지키기 위해 이 내용을 다른 사람과 공유할 필요가 있습니다"와 같이 말할 수 있다.

- 면담자는 기관의 조사 책임자 또는 책임 의료진에게 이상의 상황을 즉시 보고하도록 교육받아야 한다. 보고받은 책임자는 기관에서 확립한 프로토콜에 따라 어떤 조치를 취할 것인지 결정할 책임을 진다.
- 면담자가 누구와 연락해야 하는지 알 수 있도록 명확한 커뮤니케이션 경로가 확립되어야 한다. 주 담당자가 연락이 되지 않을 경우에 대비해 부담당자 또한 정해져야 한다.
- 면담자는 평가대상자가 무엇이라고 말했는지를 조사 도구나 면담자 노트에 기록하도록 요청받을 수도 있다.
- 면담자는 염려스러운 응답의 타당성에 대해 어떤 가정도 하지 않도록 교육받아야 한다. 예를 들어, 피해망상으로 보이는 대상자가 가족이나 친구가 학대를 가하고 있다는 이야기를 지어내고 있다고 가정해서는 안 된다.

대상자 또는 타인의 웰빙이 즉각적으로 위협을 받지 않는 경우(예: 학대 보고), 면담자는 (가능할 경우) 24시간 이내에 기관의 책임자(연구 프로젝트의 조사 책임자, 임상 상황일 경우 담당 의사나 간호사)에게 알려야 한다. 그리고 책임자는 기관 내의 적절한 담당자에게 알려야 한다.

적절한 책임자의 지시 없이는 어떤 정보도 팀 외부인과 공유해서는 안 된다. 유일한 예외는 대상자가 자살이나 자해, 또는 타인을 해칠 의도를 보고하여 신속하고 즉각적인 대응이 반드시 필요한 경우이다.

자가보고 조사 중 염려스러운 응답

(위에 열거한 바와 같은) 염려스러운 응답은 도구 자체에 씌여져 있을 수도 있고 interRAI 체크업을 진행하는 팀원에게 따로 보내진 메세지일 수도 있다. 자가보고 도구가 익명으로 작성되었을 경우, 염려스러운 개별적인 응답에 대처할 수 있는 방법이 없다. 그러나 신원 정보 없이 발견된 염려스러운 응답과 관련하여 기관의 운영진이 전체적인 기관의 방침과 관행을 재검토하는 것은 가능하다.

염려스러운 응답이 발견되고 대상자가 식별될 경우, 기관의 프로토콜에 따라 사안을 기관이나 팀의 책임자에게 전달하도록 한다. 조사팀원(예: 전자 포맷으로 데이터 입력을 맡고 있는 팀원)이 염려스러운 응답을 보았을 경우, 해당 팀원은 24시간 이내에 팀 지도부에 사안을 보고해야 한다. 면담자 시행 조사와 마찬가지로, 적절한 책임자의 지시 없이는 어떤 정보도 팀 외부인과 공유해서는 안 된다. 염려스러운 응답의 특성에 따라 그 내용을 기관의 스태프와 공유하는 결정이 내려질 수 있으며 해당 스태프는 적절한 다음 단계의 조치를 취해야 한다.

[다른 특별한 언급이 없으면 지난 3일을 기준으로 평가]

Section A. 신원 정보

1. 이름: (성) ______________ (이름) _________________

2. 성별 ☐
 1 남성 **2** 여성

3. 생년월일: ☐☐☐☐년 ☐☐월 ☐☐일

4. 결혼 상태 ☐
 1 미혼
 2 기혼(사실혼 포함)
 3 동거(파트너 혹은 애인)
 4 사별
 5 별거
 6 이혼

5. 주민등록번호: ☐☐☐☐☐☐-☐☐☐☐☐☐☐

6. 평가 이유 ☐
 1 최초 평가
 2 정기 재평가
 3 재이용 시 평가(급성기 병원 입원 등으로 인한)
 4 중요한 상태 변화로 인한 재평가
 5 서비스 종료 평가(지난 3일간 서비스 포괄하는)
 6 서비스 종료 추적관리(tracking)만
 7 기타(예: 연구)

7. 평가 기준일: 2 0 ☐☐년 ☐☐월 ☐☐일

8. 평가 시 거주지 ☐☐
 1 개인주택/아파트/전월세
 2 양로시설/노인공동생활가정
 3 지원주거(assisted living) 혹은 준독립주거(semi-independent living)
 4 정신보건 거주지(예: 정신질환자 그룹홈)
 5 신체장애인 그룹홈
 6 지적장애인 거주지
 7 정신병원/병동
 8 노숙(쉼터 이용하든 하지 않든)
 9 장기요양시설(너싱홈/노인요양공동생활가정)
 10 재활병원/병동
 11 호스피스 시설/완화 케어 병동
 12 급성기 병원
 13 교정시설
 14 기타
 15 요양병원

9. 거주 현황 ☐
 1 독거
 2 배우자/파트너만
 3 배우자/파트너 및 다른 사람(들)
 4 배우자 없이 자녀와
 5 부모 또는 법적 보호자와
 6 형제, 자매
 7 다른 친척
 8 친척 아닌 다른 사람

Section B. 인지와 의사소통

1. 일상적인 의사 결정을 위한 인지 기술 ☐
일상생활에서의 활동(예: 언제 기상을 하고, 언제 식사를 하는가, 또는 어떤 옷을 입거나 어떤 활동을 할 것인가 등)과 관련한 결정에 있어서
 0 독립적 — 의사 결정이 일관되며, 합리적이고 안전함
 1 거의 독립적 — 새로운 상황에서만 어느 정도의 어려움 느낌
 2 약간 손상 — 특정 상황에서만 반복적으로 의사 결정이 부적절하거나 위험하여 그런 상황에서는 지시나 감독이 필요함
 3 상당한 손상 — 의사 결정이 늘 부적절하거나 위험하여 항상 지시나 감독이 필요함
 4 심각한 손상 — 의사 결정을 전혀 혹은 거의 하지 못함
 5 의식불명, 코마[C3 문항으로 이동]

2. 기억/회상 능력
배웠거나 알고있는 내용에 대한 회상 평가
 0 기억 정상 **1** 기억 문제 있음
 a. **단기 기억 정상** — 5분 후에 회상 가능한 것으로 보임 ☐

3. 90일 전(90일 미만일 경우, 마지막 평가 이후)과 비교한 의사 결정 능력의 변화 ☐
 0 향상 **1** 변화 없음
 2 저하 **8** 불확실

4. 자신을 이해시키기(표현) ☐
정보 내용을 언어적, 비언어적으로 표현
 0 이해시킴 — 생각을 표현하는 데 어려움 없음
 1 대부분 이해시킴 — 단어를 찾거나 생각을 마무리하는 데에 어려움이 있기는 하지만, 충분한 시간이 주어지면 도움이 거의 혹은 전혀 필요하지 않음
 2 종종 이해시킴 — 단어를 찾거나 생각을 마무리하는 데에 어려움이 있어, 대개 도움을 필요로 함
 3 가끔 이해시킴 — 기본적인 요구만 할 수 있을 정도로 제한됨
 4 거의 혹은 전혀 자신을 이해시키지 못함

5. 다른 사람을 이해하는 능력(이해) ☐
언어 정보 내용에 대한 이해(어떤 식으로든, 보청기 등 보조수단을 평소에 사용한다면 착용하고 평가)
 0 이해함 — 명확하게 이해함
 1 대부분 이해함 — 메시지의 내용이나 의도의 일부분을 놓치기는 하지만 대화의 대부분을 이해함
 2 종종 이해함 — 메시지의 내용이나 의도의 일부분을 놓치기는 하지만 반복이나 설명을 통해 대화 내용을 종종 이해할 수 있음
 3 가끔 이해함 — 단순하고 직접적인 의사소통에만 적절하게 반응함
 4 거의 혹은 전혀 이해하지 못함

6. 시력 ☐
적절한 조명하에서 보기 능력(안경 혹은 다른 시력보조기구를 평소 사용한다면 착용 후 평가)
 0 적절함 — 책, 신문에 있는 보통 글씨를 포함해 작은 글씨도 볼 수 있음
 1 약간 어려움 — 책, 신문의 큰 글씨는 볼 수 있으나 보통 글씨는 보지 못함
 2 상당히 어려움 — 제한된 시력. 신문의 헤드라인을 볼 수 없으나, 물체는 구별 가능함
 3 심각히 어려움 — 물체를 구분하는지 분명하지 않지만, 눈동자는 물체를 따라 움직이는 것으로 보임. 단지 빛, 색깔, 형체만 보임
 4 시력 없음

7. 듣기 능력
청력(보청기를 사용한다면 착용 후 평가)
0 적절함 — 보통의 대화, 대인관계, TV 시청 등에 어려움이 없음
1 약간 어려움 — 어떤 상황(예: 조용하게 얘기하거나 2m 이상 떨어진 사람과의 대화 등)에서는 어려움이 있음
2 상당히 어려움 — 보통의 대화를 알아듣는 데 어려움이 있어, 잘 듣기 위해서는 주위가 조용해야 함
3 심각히 어려움 — 모든 상황에서 어려움이 있음(예: 말하는 사람이 크게 또는 매우 천천히 얘기해야 함. 평가대상자가 모든 말이 중얼거리는 것으로 들린다고 보고함)
4 청력 없음

Section C. 기분과 사회심리적 안녕

1. 우울, 불안, 슬픔의 가능성을 보여 주는 지표
원인이라고 여겨지는 것이 무엇인지에 상관없이, 지난 3일 동안 관찰한 징후 기재 [주: 언제든 가능하다면, 평가 대상자에게 물어볼 것]
0 없음
1 있으나, 지난 3일간 나타나지 않음
2 지난 3일 중 1~2일 정도 나타남
3 지난 3일간 매일 나타남
a. **부정적인 말을 함**(예: "다 부질없어", "차라리 죽는 게 낫겠어", "무슨 소용이 있어?", "너무 오래 살았어", "죽게 내버려둬")
b. **반복적으로 불평하거나 염려함(건강 관련 문제는 아님)** (예: 스케줄, 식사, 세탁, 옷, 대인관계 등에 대해 지속적으로 주의와 확인을 요구함)
c. **슬프거나, 고통스럽거나, 걱정스러운 표정을 함** (예: 찌푸린 이마, 지속적으로 얼굴을 찡그림)
d. **관심 있었던 활동을 중지함**(예: 오랜 기간 해오던 활동, 가족이나 친구들과 함께 시간을 보내는 것)

2. 스스로 표현한 기분
0 지난 3일간 없음
1 지난 3일간은 없었지만, 종종 그렇게 느낌
2 지난 3일 중 1~2일 정도 있었음
3 지난 3일간 매일 있었음
8 응답 불가
질문: **"지난 3일 동안 얼마나 자주 이런 느낌이 들었나요?"**
a. **평소 즐기던 활동들이 흥미롭거나 즐겁지 않음**
b. **불안하고, 안절부절못하고, 걱정스러움**
c. **슬프거나, 우울하거나, 절망적임**

3. 사회적 관계/지원
[주: 가능한 한 본인에게 물어볼 것]
a. **오랫동안 즐겨 해오던 사회활동에 참여함**
0 전혀 없음
1 30일보다 이전
2 8~30일 전
3 4~7일 전
4 지난 3일 이내
b. **외로움의 정도** — 가능한 한 본인에게 물어볼 것
0 외롭지 않음
1 특정한 상황이나 이벤트 발생 시에만(예: 배우자의 기일)
2 가끔(주 1회 미만)
3 자주(매일 미만)
4 매일
c. **지역사회에 절친한 친구가 있음**
0 아니요 **1** 예
d. **지난 3일간 비공식적 서비스 및 적극적 모니터링에 소요된 시간**
지난 3일간 IADL, ADL을 수행하기 위해 가족, 친구, 이웃들로부터 도움을 받았던 총시간을 기재
e. **가족이나 가까운 친구들이 대상자의 질병을 감당 못하겠다는 느낌을 표현함**
0 아니요 **1** 예
f. **지난 90일 동안의 사회활동 변화 (마지막 평가가 90일 이내였다면 마지막 평가 이후)**
사회활동, 종교활동, 직장생활 및 다른 취미활동에 참여하는 수준의 감소
활동의 감소가 있다면, 평가 대상자가 이에 대해 힘들어하는가?
0 감소 없음
1 감소가 있으나, 이에 대해 힘들어하지 않음
2 감소가 있고, 이에 대해 힘들어함

Section D. 기능 상태

1. IADL 역량
역량(capacity): *활동을 가능한 한 독립적으로 수행할 수 있는 역량을 추정하여 기재. 이를 위해서는 평가자의 "추정"이 필요함*
0 독립적 — 도움, 준비 단계 도움 혹은 감독을 받은 경우 없음
1 준비 단계만 도움
2 감독 — 지켜보기/귀띔하기
3 일부 도움 — 때때로 도움을 받음
4 상당한 도움 — 과제 수행 전 과정 동안 도움을 받지만, 50% 이상을 스스로 수행함
5 최대한의 도움 — 과제 수행 전 과정 동안 도움을 받지만, 50% 미만을 스스로 수행함
6 전적 의존 — 전 평가 기간 동안 다른 사람들이 활동을 완전히 대신해 줌

역량

a. **식사 준비** — 어떻게 식사를 준비하는가 (예: 식사 계획, 재료 배합, 요리, 상 차리기)
b. **일상적인 가사일** — 어떻게 일상적인 집안일을 수행하는가 (예: 설거지, 먼지 털기, 이불 정리하기, 정돈하기, 빨래)
c. **재정 관리** — 어떻게 공과금 납부, 은행 잔고 관리, 생활비 관리, 신용카드 사용 관리를 하는가
d. **투약 관리** — 어떻게 투약 관리를 하는가 (예: 약 먹는 것 기억하기, 약병 열기, 정확한 용량의 약 먹기, 자가 주사, 연고 바르기)
e. **전화 사용** — 어떻게 전화를 걸고 받는가(필요시 숫자판이 큰 전화기나 음량 증폭 보조장치가 있는 상태에서)
f. **계단 오르내리기** — 어떻게 한 층 사이의 계단 전체(12~14계단)를 오르내리는가
g. **물건 사기** — 어떻게 음식과 가정용품을 사는가 (예: 항목 선정, 금액 지불), 단 교통수단 이용 과정은 제외
h. **교통수단 이용하기** — 어떻게 대중교통(예: 방향 찾기, 요금 지불) 또는 자가 운전(집을 나와 차에 타고 내리는 것 포함)으로 이동하는가

2. ADL 자가수행

지난 3일간 입소자가 수행했던 모든 ADL 활동을 고려해 평가하도록 함
***매번** 동일한 수준으로 기능을 수행한다면, 그 수준에 해당하는 점수를 체크함*
*전적 의존(6점)인 경우가 **한 번**이라도 있지만, 다른 경우 이보다 덜 의존적이었다면 5점으로 표기함*
이 외의 경우에는, 지난 3일 중 가장 의존적이었던 3회의 경우를 기준으로(수행한 횟수가 3회보다 적다면, 모든 경우를 기준으로) 평가하도록 함. 가장 의존적인 경우가 1점이라면 1점으로 평가함. 그렇지 않은 경우, 가장 덜 의존적인 정도의 점수를 체크함(2~5점 사이)

0 독립적 — 신체적 지지, 준비보조 혹은 감독을 받은 경우 없음
1 독립적이나 준비 단계 도움 — 필요한 물건을 제공하거나 손 닿는 범위 내에 놓아두었으나, 신체적 지지나 감독은 없었음
2 감독 — 지켜보기/귀띔하기
3 일부 도움 — 체중을 지지하지 않고 팔다리를 부축하여 이끌어 줌
4 상당한 도움 — 평가대상자가 과제의 50% 이상을 수행하며 1명이 체중을 지지하는 도움(팔다리를 드는 것 포함)이 필요함
5 최대한의 도움 — 2명 이상이 체중을 지지하는 도움(팔다리를 드는 것 포함), 또는 과제의 50% 이상을 수행하기 위해서는 체중을 지지하는 도움이 필요함
6 전적 의존 — 모든 경우에 다른 사람들이 활동을 완전히 대신해 줌
8 전 평가기간 동안 활동을 수행한 적 없음

a. **목욕하기** — 어떻게 전신 목욕이나 샤워를 하는가 ☐
욕조 혹은 샤워실에 어떻게 들어가고 나가는가, 그리고 각 신체 부위(팔, 다리, 가슴, 배, 회음부)를 씻는가 등 포함 (단, 등 씻기와 머리 감기 제외)
b. **개인 위생** — 어떻게 개인 위생을 관리하는가 ☐
머리 빗기, 이 닦기, 면도하기, 화장하기, 얼굴과 손 씻고 말리기 등을 포함(목욕, 샤워 제외)
c. **하의 입기** — 하의(외출복과 속옷)를 어떻게 입고 벗는가 ☐
(의족, 보조구, 허리띠, 바지, 치마, 신발, 지퍼나 단추 등 포함)
d. **걷기** — 같은 층 실내에서 장소 이동 시 어떻게 걷는가 ☐
e. **이동** — 같은 층 내에서 장소 이동 시 어떻게 이동하는가 ☐
(걷거나 휠체어를 사용하여, 만약 휠체어를 사용한다면 일단 휠체어를 탄 후)
f. **집 밖에서의 이동** — 휠체어를 사용한다면 일단 휠체어를 탄 후 ☐
g. **변기로 이동** — 어떻게 변기 혹은 이동식 변기(commode)에 가서 앉고 일어나는가 ☐
h. **변기 사용** — 어떻게 화장실[또는 이동식 변기, 침상용 변기(bedpan), 소변기]을 이용하는가, 어떻게 변기 사용 또는 실금 후 뒤를 닦는가, 어떻게 패드를 교체하는가, 어떻게 루(ostomy)나 카테터를 관리하는가, 어떻게 옷매무새를 정돈하는가 포함(변기로 가서 앉고 일어나는 이동 제외) ☐
i. **침상에서의 움직임** — 어떻게 눕고 일어나며, 돌아눕고, 침상에서 몸을 가누는가 ☐
j. **식사하기** — 어떻게 먹고 마시는가(숙련도에 관계없이) 구강외 방법을 통한 영양 공급도 포함(예: 위관영양, TPN 등) ☐

3. 기능활동

a. **주 이동법** ☐
0 보조 도구 없이 걷기
1 보조 도구 사용하여 걷기(예: 지팡이, 워커, 목발, 보행보조차)
2 휠체어, 노인용 스쿠터
3 와상 상태
b. **지난 3일 동안 운동이나 신체활동을 한 총시간**(예: 걷기) ☐
0 없음
1 1시간 미만
2 1~2시간
3 3~4시간
4 4시간 초과
c. **지난 3일 동안 현재 살고 있는 집이나 건물 밖으로 나가 본 일수**(나간 시간이 아무리 짧더라도) ☐
0 나간 적 없음
1 지난 3일 동안 나간 적 없으나, 보통은 3일에 한 번은 나감
2 1~2일
3 3일
d. **90일 전과 비교한 ADL 상태의 변화 (마지막 평가가 90일 이내였다면 마지막 평가와 비교)** ☐
0 향상됨
1 변화 없음
2 감소됨
e. **지난 90일간 차(탈 것)를 운전한 적 있음** ☐
0 아니요 **1** 예

Section E. 건강 상태

1. 방광 조절 ☐
0 조절함 — 완전히 조절함. 어떤 종류의 도뇨관이나 다른 어떤 소변 수집 도구도 사용 안 함
1 도뇨관이나 루(ostomy) 등을 이용하여 조절함 — 지난 3일간
2 드물게 실금함 — 지난 3일간은 실금이 없으나, 실금한 적 있음
3 가끔 실금함 — 실금이 있으나, 매일은 아님
4 자주 실금함 — 매일 실금이 있으나, 약간의 조절은 가능
5 실금함 — 전혀 조절하지 못함
8 발생 안 함 — 지난 3일간 방광을 통한 배뇨가 일어난 적이 없음

2. 배변 조절 ☐
0 조절함 — 완전히 조절함. 어떤 종류의 장루도 **사용 안 함**
1 장루를 이용하여 조절함 — 지난 3일간 장루를 이용하여 조절함
2 드물게 실변함 — 지난 3일간은 실변이 없으나, 실변한 적 있음
3 가끔 실변함 — 실변이 있으나, 매일은 아님
4 자주 실변함 — 매일 실변이 있으나, 약간의 조절은 가능
5 실변함 — 전혀 조절하지 못함
8 발생 안 함 — 지난 3일간 배변 활동 없음

3. 낙상
특정한 기간 동안 발생했던 낙상 횟수 기재
0 없음
1 한 번
2 두 번 이상
a. **지난 30일간** ☐
b. **지난 31~90일간** ☐
c. **지난 91~180일간** ☐

4. 문제 빈도
지난 3일 이내에 발생한 문제 상황을 기초로 평가
0 없음
1 있으나, 지난 3일간 나타나지 않음
2 지난 3일 중 하루 나타남
3 지난 3일 중 이틀 나타남
4 지난 3일간 매일 나타남

균형
a. **어지러움** ☐
b. **불안정한 걸음걸이** ☐

심장
c. **흉통** ☐

신경학적
d. **실어증(aphasia)** ☐

소화기계
e. **변비** — 지난 3일간 배변 활동이 없거나 딱딱한 대변으로 인해 배출이 어려움 ☐
f. **설사** ☐
g. **구토** ☐

수면 문제
h. **수면을 시작하거나 유지하기 어려움, 너무 쉽게 잠을 깨거나 안절부절못함, 숙면을 취하지 못함** ☐

기타
i. **말초부종** ☐
j. **탈수** ☐

5. 호흡 곤란 ☐
0 증상 없음
1 휴식 시에는 증상 없으나, 중간 정도의 활동 시에는 증상 있음
2 휴식 시에는 증상 없으나, 평상시 일상활동을 할 때에는 증상 있음
3 휴식 시에도 증상 있음

6. 피로 ☐
일상활동(예: ADL, IADL)을 수행할 수 없는 상태
0 없음
1 최소한 — 기력은 감소했으나, 일상활동은 완전히 수행함
2 중간 정도 — 기력의 감소로 인해 일상활동을 완전히 마칠 수 없음
3 심한 피로 — 기력의 감소로 인해 일부 일상활동을 시작할 수 없음
4 어떤 일상활동도 시작할 수 없음 — 기력의 감소로 인함

7. 통증 증상
[주: 항상 평가대상자에게 통증의 빈도, 강도, 조절에 대해 물어볼 것. 대상자를 관찰하고 대상자와 접촉이 있는 사람에게 물어볼 것]
a. **통증을 호소하거나 통증이 있음이 드러나는 빈도** ☐
(얼굴을 찡그리거나, 이를 악물거나, 신음소리를 내거나, 만졌을 때 움츠러드는 등 통증이 있음을 알 수 있는 비언어적 표시를 모두 포함)
0 통증 없음
1 통증이 있으나, 지난 3일간 나타나지 않음
2 지난 3일 중 1~2일간 나타남
3 지난 3일간 매일 나타남

b. **현재 있는 가장 심한 통증의 강도** ☐
0 통증 없음
1 약한 통증
2 중간 정도의 통증
3 심한 통증
4 끔찍하거나 극심한 통증

8. 상태의 불안정성
0 아니요 **1** 예
a. **현재의 질병이나 상태가 인지, 일상생활, 정서, 행동 양상 등을 불안정하게 만듦(변동, 위태, 악화)** ☐
b. **급성적 문제를 경험하거나 만성적 또는 재발성 문제의 악화** ☐

9. 스스로 표현한 건강 상태 ☐
질문: "전반적으로 본인의 건강 상태가 어떻다고 평가하세요?"
0 매우 좋음
1 좋음
2 보통
3 나쁨
8 응답 불가(혹은 거부)

10. 흡연 ☐
0 아니요
1 보통 매일 흡연하나, 지난 3일간은 피우지 않음
2 예

11. 음주 — 지난 14일간 어느 "한자리에서" 마신 최대 잔 수 ☐
0 아니요
1 1잔
2 2~4잔
3 5잔 이상

Section F. 질병 진단

질병 코드
0 진단받은 적 없음
1 진단받았으며, 모니터하거나 치료받고 있지 않음
2 진단받았으며, 모니터하거나 치료받고 있음

1. 질병 진단

신경계
a. **알츠하이머병** ☐
b. **알츠하이머병 외의 다른 치매 또는 원인을 알 수 없는 치매** ☐
c. **뇌졸중/뇌혈관질환** ☐

심장/호흡기계
d. **심혈관질환** ☐
e. **만성폐색성 폐질환** ☐
f. **울혈성 심부전** ☐

기타
g. **암** ☐
h. **당뇨** ☐

Section G. 영양 관련 문제

1. 영양 관련 문제
0 아니요 **1** 예
a. **지난 30일 이내에 5% 이상, 또는 지난 180일 이내에 10% 이상의 체중 감소** ☐
b. **지난 3일간 최소한 2일 동안 하루에 한 끼 이하의 식사를 함** ☐
c. **지난 3일간 섭취하는 음식 혹은 수분의 양이 평상시보다 눈에 띄게 감소** ☐

Section H. 처치 및 치료

1. 병원 이용, 응급실 이용, 의사 방문
지난 90일 동안(마지막 평가가 90일 이내라면 마지막 평가 이후) 이용 횟수 기재
a. **하룻밤 이상 급성기 병원 입원** ☐☐
b. **응급실 방문(하룻밤 이상 머문 경우 제외)** ☐☐
c. **의사 방문** ☐☐

2. 예방 — 아니요 응답 시 검토
0 아니요 **1** 예
a. **지난 1년 이내에 인플루엔자 예방접종을 함** ☐

3. 상처간호 ☐
0 의사 처방도, 수행된 것도 없음
1 의사 처방은 있었으나, 수행되지 않음
2 지난 3일 중 1~2일
3 지난 3일간 매일

Section I. 재정과 스트레스 요인

1. 재정 ☐
지난 30일간 재정 부족으로 인해 적절한 의식주, 처방된 약, 충분한 냉난방, 필요한 의료서비스 이용 등에 있어서 제한을 받았는가
0 아니요 **1** 예

2. 지난 90일 이내에 발생한 주요 생애 스트레스 요인 ☐
예: 본인의 심각한 질병, 가족이나 친구의 심각한 질병 또는 죽음, 거주지 말소, 소득이나 재산의 큰 손실, 강도 또는 폭행 같은 범죄 피해, 운전면허 또는 자동차 상실
0 없음 **1** 있음

Section J. 평가 정보

이 평가를 완성한 사람(코디네이터)의 서명
1. 서명: ______________________

2. 평가 종료일: 2 0 ☐☐년 ☐☐월 ☐☐일

[다른 특별한 언급이 없으면, 지난 3일을 기준으로 평가]

Section A. 신원 정보

1. 이름: (성) ______________ (이름) ________________

2. 평가 기준일: 20□□년 □□월 □□일

Section B. 거주 환경의 변화

1. 90일 전과(또는 지난번 평가 실시 때와) 비교해 현재 다른 사람과 살고 있음(예: 다른 사람의 집으로 이사함, 다른 사람이 평가대상자 집으로 이사 옴) □
- **0** 아니요 **1** 예

2. 평가대상자 본인 또는 가족들은 대상자가 다른 곳에 살면 더 잘 지낼 것이라고 생각함 □
- **0** 아니요
- **1** 예, 다른 지역사회 거주지
- **2** 예, 입소 기관

Section C. 인지 - 상황 기억과 섬망

1. 상황 기억 정상 — 자주 만나는 돌봄제공자들의 이름이나 얼굴을 인지하고, 자주 가는 장소(침실, 주방, 거실, 치료실)의 위치를 알고 있음(사람 기억, 장소 기억 둘 다 정상임) □
- **0** 기억 정상
- **1** 기억 문제 있음

2. 주기적인 사고/의식 이상(섬망)
[주: 정확한 평가를 위해서는 최근 요양자의 행동에 대해 직접적으로 알고 있는 직원, 가족 등과 대화를 해야 함]
- **0** 이상행동 없음
- **1** 이상행동을 보이나, 평소 기능과 일관됨
- **2** 이상행동이 있으며, 평소 기능과 다르게 보임 (예: 최근 발생하거나 악화됨, 몇 주 전과 달라 보임)

a. **쉽게 산만해짐**(예: 주의를 집중하기 어려움, 산만함) □
b. **혼란스러운 대화**(예: 대화의 내용이 말이 안 되고 부적절하거나, 주제가 산만하게 계속 바뀌거나, 생각의 흐름을 놓침) □
c. **하루 동안 정신기능이 시간에 따라 변함** (예: 어떤 때는 호전되고, 어떤 때는 악화됨) □

3. 평소 정신기능 상태의 갑작스런 변화(섬망) □
(예: 안절부절, 기면상태, 각성이 어려움, 변화된 환경인식)
- **0** 없음 **1** 있음

Section D. 행동

1. 문제행동 증상
추정되는 원인과 상관없이, 관찰한 징후를 기재
- **0** 없음
- **1** 있으나, 지난 3일간 나타나지 않음
- **2** 지난 3일간 1~2일 정도 나타남
- **3** 지난 3일간 매일 나타남

a. **배회**(예: 필요와 안전은 안중에 없는 듯 보이며, 목적 없이 돌아다님) □
b. **언어적 학대**(예: 다른 사람을 위협하거나, 소리를 지르거나, 저주를 퍼부음) □
c. **물리적 학대**(예: 다른 사람을 때리거나, 할퀴거나, 성적으로 학대함) □
d. **사회적으로 부적절하거나 파괴적인 행동**(예: 요란스러운 소음을 냄, 소리를 지름, 음식물이나 똥을 바르거나 던짐, 물건을 쌓아 둠, 다른 사람의 물건을 뒤짐) □
e. **다른 사람들 앞에서 부적절한 성적 행동이나 옷을 벗는 행동** □
f. **케어에 대한 저항**(예: 약을 먹는 것, 주사 맞는 것, 일상생활 보조) □

Section E. 정신과 질병 진단과 정신과적 상태

1. 정신과 진단
질병 코드
- **0** 진단받은 적 없음
- **1** 현재 주진단명임
- **2** 진단받았으며, 이와 관련한 적극적 치료를 받고 있음
- **3** 진단받았으며, 이를 모니터하고 있으나 적극적 치료는 받고 있지 않음

a. **불안증** □
b. **양극성 장애** □
c. **우울증** □
d. **조현병** □

2. 정신과적 상태
지난 3일 이내에 발생한 문제 상황을 기초로 평가
- **0** 없음
- **1** 있으나, 지난 3일간 나타나지 않음
- **2** 지난 3일 중 하루 나타남
- **3** 지난 3일 중 이틀 나타남
- **4** 지난 3일 중 매일 나타남

a. **비정상 사고 과정**[예: 연상이완(loosening of associations), 사고의 단절, 비약, 이탈(tangentiality), 우원증(circumstantiality)] □
b. **망상** — 고착화된 잘못된 믿음 □
c. **환각** — 잘못된 감각 지각 □

Section F. 돌봄 지원 문제

1. 비공식 도움제공자 상태
- **0** 아니요 **1** 예

a. **비공식 도움제공자가 케어 활동을 지속하기 어려움** (예: 도움제공자의 건강 악화로 인해 케어 제공을 지속하기 어려움) □
b. **일차 비공식 도움제공자가 좌절, 분노, 우울 등의 감정을 표현함** □

Section G. 기능 역량과 기능 문제

1. 보행 거리 — 지난 3일간 쉬지 않고 한 번에 걸었던 최장 거리 (필요시 부축을 받으며) ☐
- **0** 걸은 적 없음
- **1** 5m 미만
- **2** 5~49m
- **3** 50~99m
- **4** 100m 이상
- **5** 1km 이상

2. 도움 없이는 스스로 일어서기 어렵거나 일어서지 못함 ☐
지난 3일간 발생한 문제 상황을 기초로 평가
- **0** 없음
- **1** 있으나, 지난 3일간 나타나지 않음
- **2** 지난 3일 중 하루 나타남
- **3** 지난 3일 중 이틀 나타남
- **4** 지난 3일 중 매일 나타남

3. 평가대상자가 자신이 신체 기능을 더 잘 수행할 수 있다고 믿음 ☐
0 아니요 **1** 예

4. 골절
- **0** 진단받은 적 없음
- **1** 진단받은 적 있음

a. **고관절 골절** — 지난 30일 이내(마지막 평가가 30일 이내라면 마지막 평가 이후) ☐
b. **다른 부위 골절** — 지난 30일 이내(마지막 평가가 30일 이내라면 마지막 평가 이후) ☐

5. 신경계 상태
- **0** 진단받은 적 없음
- **1** 진단받은 적 있음

a. **반신마비** ☐
b. **다발성경화증** ☐
c. **하반신마비** ☐
d. **파킨슨병** ☐
e. **사지마비** ☐
f. **지적장애**(예: 다운증후군) ☐

Section H. 건강 상태

1. 문제 빈도
지난 3일 이내에 발생한 문제 상황을 기초로 평가
- **0** 없음
- **1** 있으나, 지난 3일간 나타나지 않음
- **2** 지난 3일 중 하루 나타남
- **3** 지난 3일 중 이틀 나타남
- **4** 지난 3일 중 매일 나타남

수면 문제
a. **과도한 수면** — 정상 기능을 방해하는 정도의 많은 양의 수면 ☐

기타
b. **폐렴** ☐
c. **지난 30일 동안의 요로감염** ☐
d. **발열** ☐
e. **위장관계 출혈 또는 비뇨생식기계 출혈** ☐

Section I. 영양 상태

1. 영양 관련 문제
0 없음 **1** 있음

a. **탈수 또는 BUN/Cr > 25** ☐
b. **하루 1,000cc 미만의 수분 섭취** ☐
c. **수분 배출이 섭취를 초과** ☐

2. 영양 섭취 방법 ☐
- **0 정상** — 모든 종류의 음식을 삼킴
- **1 제한이 있으나 독립적임**(예: 유동식은 조금씩 마시며, 제한된 고형식을 함. 식이 변경의 필요성은 없어 보임)
- **2 고형식을 삼키려면 식이 변경이 필요함**[예: 기계적 식이(다지거나 으깨거나 간 음식 등) 또는 특정 음식만 섭취할 수 있음]
- **3 유동식을 삼키려면 식이 변경이 필요함**(예: 걸쭉한 유동식)
- **4 다지거나 으깬 고형식과 걸쭉한 유동식만 삼킬 수 있음**
- **5 경구와 비경구/관 영양을 같이 함**
- **6 비위관 영양 섭취만(nasogastric tube feeding only)**
- **7 위루관만(abdominal feeding tube only)**[예: 경피적 내시경 위루관(PEG tube)]
- **8 비경구 영양만(parenteral feeding only)**(TPN 같은 모든 종류의 비경구 영양 포함)
- **9 평가 기간 동안 영양 섭취가 없었음**

Section J. 피부 상태

1. 가장 심한 압박성 궤양(욕창) 부위의 단계 ☐
- **0** 압박성 궤양 없음
- **1** 피부에 지속적인 발적 있는 부위 있음
- **2** 피부층의 일부 손실이 있음
- **3** 피부에 깊게 파인 부분(crater)이 있음
- **4** 근육 또는 뼈가 보이는 피부 파열이 있음
- **5** 기재 불가[예: 괴사된 가피(necrotic eschar)로 덮여 있음]

2. 압박성 궤양 과거력 ☐
0 없음 **1** 있음

3. 압박성 궤양 이외의 피부궤양 존재 여부(예: 정맥성 궤양, 동맥성 궤양, 정맥-동맥 혼합 궤양, 당뇨병성 족부 궤양) ☐
0 없음 **1** 있음

4. 압박성 궤양 이외의 주요 피부 문제(예: 병변, 2~3도 화상, 회복 중인 외과적 수술부위) ☐
0 없음 **1** 있음

5. 찢어지거나 베인 피부 상처(수술 상처 제외) ☐
0 없음 **1** 있음

6. 기타 피부 문제나 피부 상태의 변화[예: 멍, 발적, 소양증, 반점(mottling), 대상포진, 간찰진(intertrigo), 습진]
0 없음 **1** 있음

7. 족부 문제[예: 건막류(bunions), 망치족지(hammer toes), 발가락 겹침(overlapping toes), 구조적 문제(structural problems), 감염, 궤양) 등]
0 족부 문제 없음
1 족부 문제가 있으나, 걷는 데에 지장 없음
2 족부 문제가 있어 걷는 데에 지장을 줌
3 족부 문제로 인해 걷지 못함
4 족부 문제가 있으며, 다른 이유들로 인해 걷지 못함

Section K. 학대 가능성을 보여 주는 지표

1. 학대 가능성 지표
[주: 가능한 한 본인에게 물어볼 것]
0 없음
1 30일보다 이전
2 8~30일 전
3 4~7일 전
4 최근 3일 이내
8 알 수 없음

a. **가족구성원으로부터 위협을 받음**
b. **가족이나 친구에 대한 갈등 또는 분노**
c. **가족구성원이나 가까운 지인에 대한 두려움**
d. **방치, 폭력, 학대당함**
e. **위생** — 열악한 위생상태, 헝클어짐, 단정치 못함(학대 가능성)
f. **물리적 억제** — 팔다리 억제, 침대 사방의 난간을 올려놓음, 휠체어 억제대와 같이 일어나는 것을 제한하는 의자(학대 가능성)

Section L. 투약

1. 복용하고 있는 약의 총 개수
지난 3일 이내에 복용한 처방약, 비처방약을 모두 기재
[주: 가능하면 전자의무기록을 이용하도록 하되, 꼭 필요한 경우만 손으로 기재]
숫자로 기재(15개 또는 15개 이상일 경우 15로 기재)

2 처방 약물 복용에 대한 순응도
0 항상 처방된 약을 잘 복용함
1 80% 이상 잘 복용함
2 처방 약품 미구입 등의 이유로 80% 미만으로 복용함
8 처방 약물 없음

3. 본인이 응답한 약물 검토의 필요성
본인에게 물어볼 것: "귀하는 보건의료 전문가와 상의하고 싶은 약물에 대한 우려가 있습니까?"
0 아니요
1 예
8 응답하지 않음 또는 응답 불가

4. 최근 변경된 약물
지난 14일간 *의사 또는 다른 의료진이 새로운 약을 처방하였거나 평상시 복용하던 약을 더 이상 복용하지 않음*
0 아니요 **1** 예

5. 향정신성 약물 복용
지난 7일간 *(또는 지난 평가 이후로) 향정신성 약물을 복용함*
[장시간 작용하는 약을 매주 복용하지 않음 — 예: 지난달에 복용]
0 아니요 **1** 예
a. **항정신병제/신경이완제**
b. **항불안제**
c. **항우울제**
d. **최면제**

Section M. 주거 환경 문제

다음에서 가정 환경을 해롭거나 거주하기 어렵게 하는 것들을 기재
(기관에 임시로 입소해 있다면, 가정 방문 시 평가를 기초로 기록)
0 아니요 **1** 예

1. 가정 환경
a. **집의 파손**(예: 위험할 정도로 집 안이 어질러져 있음. 거실, 침실, 부엌, 화장실, 복도 등의 조명이 불충분하거나 없음. 바닥에 구멍이 있거나 수도관이 누수되고 있음)
b. **매우 불결한 상태**(예: 지극히 더러움, 쥐나 벌레가 많음)
c. **불충분한 난방 또는 냉방**(예: 여름에 너무 덥고 겨울에 너무 추움)
d. **취약한 개인 안전**(예: 폭력의 두려움, 우편함이나 이웃집 방문 시 안전 문제, 주변 도로의 교통량 많음)
e. **집 또는 집의 방 안으로 이동 제한**(예: 집을 드나드는 데 어려움, 계단을 오를 수 없음, 방 안에서 이동이 어려움, 필요한 난간이 없음)

Section N. 평가 정보

이 평가를 완성한 사람(코디네이터)의 서명
1. 서명: ______________

2. 평가 종료일: 20□□년 □□월 □□일

이상으로 부가 도구가 끝났습니다.
아래의 항목들은 RUG-HC SCALE을 산출할 때 필요한 추가 항목들입니다.

Section O. 치료와 프로그램

1. 지난 3일 동안 받았거나 계획되었던 치료와 프로그램(마지막 평가가 지난 3일 이내에 이루어졌다면 마지막 평가 이후를 기준으로)

0 의사 처방도, 수행된 것도 없음
1 의사 처방은 있었으나, 수행되지 않음
2 지난 3일 동안 1~2일
3 지난 3일 동안 매일

치료

a. **항암 화학 치료** ☐
b. **투석** ☐
c. **정맥내 투약(IV medication)** ☐
d. **산소요법** ☐
e. **방사선치료** ☐
f. **흡인** ☐
g. **기관절개관 관리** ☐
h. **수혈** ☐
i. **인공호흡기 또는 호흡 보조 기구** ☐

프로그램

j. **완화 케어 프로그램** ☐
k. **방문 요양** ☐
l. **방문 간호** ☐
m. **가사도우미** ☐
n. **식사 배달** ☐

2. 공식적 서비스

지난 7일간(지난 평가 또는 입원한 지 7일 이하인 경우, 지난 평가 또는 입원일 기준으로) ***치료 또는 케어를 받은 일수(A)와 분수(B) 기재***

	일수 (A)	지난주 총분(B)		
a. **물리치료**				
b. **작업치료**				
c. **언어치료 및 청각 서비스**				

Section A. 신원 정보

A1. 귀하의 이름은 무엇입니까?

a. (성) **b.** (이름)

A2. 귀하의 성별은 무엇입니까? □

Code: **1** 남성 **2** 여성

A3. 귀하의 생년월일은 언제입니까?

□□□□년 □□월 □□일

A4. 현재 귀하의 혼인 상태는 다음 중 무엇입니까? □

Code:
1 미혼
2 기혼(사실혼 포함)
3 동거(파트너 혹은 애인)
4 사별
5 별거
6 이혼

A5. 주민등록번호[예 - 한국]

□□□□□□-□□□□□□□

A6. 귀하는 이 평가에 참여하는 것이 이번이 처음입니까? □

Code: **0** 아니요 **1** 예

A7. 오늘의 날짜를 표시해 주십시오.

□□□□년 □□월 □□일

A8. 현재 사는 곳은 어디입니까? □□

Code:
1 개인주택/아파트/전세 또는 월세
2 양로시설/노인공동생활가정
3 지원주거(가사관리, 식사서비스 등 지원서비스 이용)
4 정신보건 거주지(예: 정신질환자 그룹홈)
5 신체장애인 그룹홈
6 지적장애인 거주지
7 정신병원/병동
8 노숙(쉼터 이용하든 하지 않든)
9 장기요양시설(너싱홈/노인요양공동생활가정)
10 재활병원/병동
11 호스피스 시설/완화 케어 병동
12 급성기 병원
13 교정시설
14 기타
15 요양병원

A9. 현재 누구와 함께 살고 있습니까? □

Code:
1 독거
2 배우자/파트너만
3 배우자/파트너 및 다른 사람(들)
4 배우자 없이 자녀와
5 부모 또는 법적 보호자와
6 형제, 자매
7 다른 친척
8 친척 아닌 다른 사람들

Section B. 인지와 의사소통

B1. 일상생활 활동에서 결정을 하는 데 어려움이 있습니까?
(예: 언제 기상하고, 언제 식사하고, 어떤 활동을 하고, 언제 약을 먹을지) ☐

Code: **0** 어려움이 없음
1 새로운 상황에서만 약간 어려움
2 특정한 상황에서만 반복적으로 어려움
3 늘 어려워서 도움이 필요함
4 다른 사람(들)이 대신 모든 결정을 해줌

B2. 기억력 때문에 얼마나 자주 어려움을 겪습니까?
(예: 약속을 잊음, 길을 잃어버림, 했던 말 반복) ☐

Code: **0** 전혀 그런 일이 없음
1 그런 일이 있긴 하지만 매우 드묾
2 그런 일이 가끔 있음
3 그런 일이 매우 자주 있음
4 항상 있음

B3. 지난 90일 동안 일상생활 활동에서의 의사 결정 능력에 어떤 변화가 있었습니까? ☐

Code: **0** 좋아짐
1 변화 없음
2 나빠짐

B4. 말이나 기타 방법으로 귀하의 생각을 표현하는 데 어려움이 있습니까? ☐

Code: **0** 어려움이 없음
1 단어를 찾거나 생각을 마무리하는 데 어려움이 있지만, 충분한 시간이 주어지면 표현하는 데 어려움이 없음
2 단어를 찾거나 생각을 마무리하는 데 어려움이 있고, 대개 기억을 떠올리게 해주는 도움이 필요함
3 간단한 요청만 할 수 있음
4 의사 전달이 거의 혹은 전혀 불가능

B5. 다른 사람의 말을 이해하는 데 어려움이 있습니까?(보청기 등 보조 수단 사용자는 착용한 상태에서) ☐

Code: **0** 어려움이 없음
1 대화의 일부나 의미를 놓치지만, 대화의 대부분을 이해할 수 있음
2 대화의 일부나 의미를 놓치지만, 반복이나 설명을 통해 대화를 이해할 수 있음
3 단순한 대화에만 대답 가능
4 다른 사람의 말을 이해하는 것이 거의 또는 전혀 불가능

B6. 적당한 조명하에서 얼마나 잘 볼 수 있습니까?(안경 등 시력보조기 사용자는 착용한 상태에서) ☐

Code: **0** 신문이나 책의 보통 크기 글씨를 볼 수 있음
1 신문이나 책의 큰 글씨는 볼 수 있지만, 보통 크기 글씨는 볼 수 없음
2 신문 헤드라인은 못 보지만, 물체를 구별할 수 있음
3 빛, 색깔 또는 형체만 볼 수 있음. 움직임을 따라갈 수는 있지만, 물체를 구별할 수 없음
4 시력 없음

B7. 소리를 얼마나 잘 듣습니까?(보청기 등 보조 수단 사용자는 착용한 상태에서) ☐

Code: **0** 보통의 대화, 대인관계, TV 시청 등에 어려움이 없음
1 어떤 상황(예: 상대가 조용히 말하거나, 상대가 2m 이상 떨어져 있는 경우 등)에서는 어려움이 있음
2 보통의 대화를 듣기가 어려움. 잘 듣기 위해서는 주위가 조용해야 함
3 모든 상황에서 어려움이 있음(예: 상대가 크게 또는 매우 천천히 말해야 함. 모든 말이 웅얼거리는 것으로 들림)
4 청력 없음

Section C. 웰빙

C1. 지난 3일간 평소 즐기는 활동이 흥미롭거나 즐겁지 않다는 기분이 얼마나 자주 들었습니까? (예: TV 보기, 이웃과의 수다 등) ☐

Code: **0** 지난 3일간 그런 기분이 들지 않음
1 자주 그런 기분이 들지만, 지난 3일간은 없음
2 지난 3일간 1~2일 정도 그런 기분이 듦
3 지난 3일간 매일 그런 기분이 듦

C2. 지난 3일간 불안하거나, 안절부절못하거나, 걱정스러운 기분이 얼마나 자주 들었습니까? ☐

Code: **0** 지난 3일간 그런 기분이 들지 않음
1 자주 그런 기분이 들지만, 지난 3일간은 없음
2 지난 3일간 1~2일 정도 그런 기분이 듦
3 지난 3일간 매일 그런 기분이 듦

C3. 지난 3일간, 슬프거나, 우울하거나, 절망적인 기분이 얼마나 자주 들었습니까? ☐

Code: **0** 지난 3일간 그런 기분이 들지 않음
1 자주 그런 기분이 들지만, 지난 3일간은 없음
2 지난 3일간 1~2일 정도 그런 기분이 듦
3 지난 3일간 매일 그런 기분이 듦

C4. 오랫동안 즐겨 해오던 사교적 활동에 마지막으로 참여한 것이 언제였습니까? (예: 정기적으로 하던 취미활동, 봉사활동, 종교활동, 이웃과의 수다 등) ☐

Code: **0** 참여한 적 없음
1 30일보다 이전
2 8~30일 전
3 4~7일 전
4 지난 3일 이내

C5. 얼마나 자주 외로움을 느낍니까? ☐

Code: **0** 외로움을 느끼지 않음
1 특정한 상황이나 사건이 있을 때만 외로움(예: 배우자의 기일)
2 가끔 외로움을 느끼지만, 주 1회 미만
3 자주 외로움을 느끼지만, 매일보다는 덜 자주 그러함
4 매일 외로움을 느낌

C6. 지역사회(동네)에 절친한 친구가 있습니까? ☐

Code: **0** 아니요 **1** 예

C7. 지난 3일간 가족, 친구 또는 이웃이 귀하의 일상생활에 도움을 준 총 시간을 기입하십시오. (예: 옷 입기, 목욕, 물건 사기, 가사일, 식사 준비 등) ☐☐

도움을 준 적이 없으면 ***"0"****으로 기입*

C8. 지난 3일간 귀하의 가족 또는 친구들이 귀하의 현재 상태와 관련하여 심리적으로 부담을 느낀 적이 있습니까? ☐

Code: **0** 아니요 **1** 예

C9. 지난 90일간 사회활동, 종교활동, 직장생활 및 다른 취미활동에의 참여가 줄었습니까? 만약 줄었다면, 귀하는 그로 인해 괴로움을 느낍니까? ☐

Code: **0** 참여가 줄지 않음
1 참여가 줄었지만, 괴로움을 느끼지는 않음
2 참여가 줄었고, 괴로움을 느낌

Section D. 일상활동

D1. 독립적인 생활을 위한 활동들 — *다음은 독립적인 생활을 위해 필요한 다양한 활동에 대한 질문들입니다. 보통은 다른 사람(들)이 귀하 대신 아래의 활동들을 수행하더라도, 지난 3일 동안 이 활동들을 수행할 수 있는 귀하 자신의* ***능력****을 기준으로 질문에 답해 주시기 바랍니다.*

D1a. 식사 준비 — 혼자 해야 했다면, 지난 3일간 얼마나 능숙하게 식사 준비를 할 수 있었겠습니까? 식사 준비에는 식사 계획, 재료 배합, 요리, 상 차리기 등이 포함됩니다.

Code: ☐

0 다른 사람의 감독 없이 스스로 다 할 수 있을 것임 → ***일상적인 가사일 문항(D1b)***으로 가십시오.
1 다른 사람의 도움이 필요할 것임 → ***후속 질문***으로 가십시오.
2 다른 사람들이 늘 대신 해주어야 함 → ***일상적인 가사일 문항(D1b)***으로 가십시오.

후속 질문:
귀하가 식사 준비를 할 때 얼마나 도움이 필요한지를 가장 잘 설명한 것은 어느 것입니까?

Code: ☐

1 혼자 할 수 있겠지만, 필요한 것을 다른 사람들이 준비해 줌
2 혼자 할 수 있겠지만, 누군가 옆에서 지켜봐 주어야 함
3 혼자 할 수 있겠지만, 가끔 도움이 필요함
4 적어도 절반은 혼자 할 수 있겠지만, 항상 도움이 필요함
5 혼자 할 수 있는 정도는 절반 미만이며, 항상 도움이 필요함

D1b. 일상적인 가사일 — 혼자 해야 했다면, 지난 3일간 얼마나 능숙하게 일상적인 가사일을 할 수 있었겠습니까? 일상적인 가사일의 예로는 설거지, 먼지 털기, 이불 정리하기, 정돈하기, 빨래 등이 있습니다.

Code: ☐

0 다른 사람의 감독 없이 스스로 다 할 수 있을 것임 → ***재정 관리 문항(D1c)***으로 가십시오.
1 다른 사람의 도움이 필요할 것임 → ***후속 질문***으로 가십시오.
2 다른 사람들이 늘 이 일을 대신 해주어야 함 → ***재정 관리 문항(D1c)***으로 가십시오.

후속 질문:
귀하가 일상적인 가사일을 할 때 얼마나 도움이 필요한지를 가장 잘 설명한 것은 어느 것입니까?

Code: ☐

1 혼자 할 수 있겠지만, 필요한 것을 다른 사람들이 준비해 줌
2 혼자 할 수 있겠지만, 누군가 옆에서 지켜봐 주어야 함
3 혼자 할 수 있겠지만, 가끔 도움이 필요함
4 적어도 절반은 혼자 할 수 있겠지만, 항상 도움이 필요함
5 혼자 할 수 있는 정도는 절반 미만이며, 항상 도움이 필요함

D1c. 재정 관리 — 혼자 해야 했다면, 지난 3일간 귀하는 얼마나 능숙하게 재정 관리를 할 수 있었겠습니까? 재정 관리의 예로는 공과금 납부, 은행 잔고 관리, 생활비 관리, 신용카드 관리 등이 있습니다.

Code: ☐

0 다른 사람의 감독 없이 스스로 다 할 수 있을 것임 → ***투약 관리 문항(D1d)***으로 가십시오.
1 다른 사람의 도움이 필요할 것임 → ***후속 질문***으로 가십시오.
2 다른 사람들이 늘 대신 해주어야만 함 → ***투약 관리 문항(D1d)***으로 가십시오.

후속 질문:
귀하가 재정 관리에 얼마나 도움이 필요한지를 가장 잘 설명한 것은 어느 것입니까?

Code: ☐

1 혼자 할 수 있겠지만, 필요한 것을 다른 사람들이 준비해 줌
2 혼자 할 수 있겠지만, 누군가 옆에서 지켜봐 주어야 함
3 혼자 할 수 있겠지만, 가끔 도움이 필요함
4 적어도 절반은 혼자 할 수 있겠지만, 항상 도움이 필요함
5 혼자 할 수 있는 정도는 절반 미만이며, 항상 도움이 필요함

D1d. 투약 관리 — 혼자 해야 했다면, 지난 3일간 얼마나 능숙하게 투약 관리를 할 수 있었겠습니까? 투약 관리의 예로는 약 먹는 것 기억하기, 약병 열기, 정확한 용량의 약 먹기, 자가주사, 연고 바르기 등이 있습니다.

Code:

0 다른 사람의 감독 없이 스스로 다 할 수 있을 것임 → ***전화 사용 문항(D1e)***으로 가십시오.
1 다른 사람의 도움이 필요할 것임 → ***후속 질문***으로 가십시오.
2 다른 사람들이 늘 대신 해주어야 함 → ***전화 사용 문항(D1e)***으로 가십시오.

후속 질문:
귀하가 투약 관리에 얼마나 도움이 필요한지를 가장 잘 설명한 것은 어느 것입니까?

Code:

1 혼자 할 수 있겠지만, 필요한 것을 다른 사람들이 준비해 줌
2 혼자 할 수 있겠지만, 누군가 옆에서 지켜봐 주어야 함
3 혼자 할 수 있겠지만, 가끔 도움이 필요함
4 적어도 절반은 혼자 할 수 있겠지만, 항상 도움이 필요함
5 혼자 할 수 있는 정도는 절반 미만이며, 항상 도움이 필요함

D1e. 전화 사용 — 혼자 해야 했다면, 지난 3일간 얼마나 능숙하게 전화를 걸고 받을 수 있었겠습니까?(필요할 경우 숫자판이 큰 전화기나 음량 증폭 장치 등 보조기구 사용)

Code:

0 다른 사람의 감독 없이 스스로 다 할 수 있을 것임 → ***계단 오르내리기 문항(D1f)***으로 가십시오.
1 다른 사람의 도움이 필요할 것임 → ***후속 질문***으로 가십시오.
2 다른 사람들이 늘 대신 해주어야만 함 → ***계단 오르내리기 문항(D1f)***으로 가십시오.

후속 질문:
귀하가 전화를 걸고 받을 때 얼마나 도움이 필요한지를 가장 잘 설명한 것은 어느 것입니까?

Code:

1 혼자 할 수 있겠지만, 필요한 것을 다른 사람들이 준비해 줌
2 혼자 할 수 있겠지만, 누군가 옆에서 지켜봐 주어야 함
3 혼자 할 수 있겠지만, 가끔 도움이 필요함
4 적어도 절반은 혼자 할 수 있겠지만, 항상 도움이 필요함
5 혼자 할 수 있는 정도는 절반 미만이며, 항상 도움이 필요함

D1f. 계단 오르내리기 — 혼자 해야 했다면, 지난 3일간 얼마나 능숙하게 계단을 오르내릴 수 있었겠습니까?(12~14개의 계단)

Code.

0 다른 사람의 감독 없이 스스로 다 할 수 있을 것임 → ***물건 사기 문항(D1g)***으로 가십시오.
1 다른 사람의 도움이 필요할 것임 → ***후속 질문***으로 가십시오.
2 다른 사람들이 늘 대신 해주어야만 함 → ***물건 사기 문항(D1g)***으로 가십시오.

후속 질문:
귀하가 계단을 오르내릴 때 얼마나 도움이 필요한지를 가장 잘 설명한 것은 어느 것입니까?

Code:

1 혼자 할 수 있겠지만, 필요한 것을 다른 사람들이 준비해 줌
2 혼자 할 수 있겠지만, 누군가 옆에서 지켜봐 주어야 함
3 혼자 할 수 있겠지만, 가끔 도움이 필요함
4 적어도 절반은 혼자 할 수 있겠지만, 항상 도움이 필요함
5 혼자 할 수 있는 정도는 절반 미만이며, 항상 도움이 필요함

D1g. 물건 사기 — 혼자 해야 했다면, 지난 3일간 얼마나 능숙하게 음식과 가정용품을 살 수 있었겠습니까?(오가는 교통수단 이용 과정은 제외) 물건 사기에는 물건 고르기와 금액 지불 등이 포함됩니다.

Code:

0 다른 사람의 감독 없이 스스로 다 할 수 있을 것임 → ***교통수단 이용하기 문항(D1h)***으로 가십시오.
1 다른 사람의 도움이 필요할 것임→ ***후속 질문***으로 가십시오.
2 다른 사람들이 늘 이 일을 대신 해주어야만 함 → ***교통수단 이용하기 문항(D1h)***으로 가십시오.

후속 질문:
귀하가 음식과 가정용품을 살 때 얼마나 도움이 필요한지를 가장 잘 설명한 것은 어느 것입니까?

Code:

1 혼자 할 수 있겠지만, 필요한 것을 다른 사람들이 준비해 줌
2 혼자 할 수 있겠지만, 누군가 옆에서 지켜봐 주어야 함
3 혼자 할 수 있겠지만, 가끔 도움이 필요함
4 적어도 절반은 혼자 할 수 있겠지만, 항상 도움이 필요함
5 혼자 할 수 있는 정도는 절반 미만이며, 항상 도움이 필요함

D1h. 교통수단 이용하기 — 혼자 해야 했다면, 지난 3일간 얼마나 능숙하게 대중교통을 이용(어디서 무엇을 탈지 결정, 요금 지불)하거나 자가 운전(집에서 나와 승하차 포함)을 할 수 있었겠습니까?

Code: ☐

0 다른 사람의 감독 없이 스스로 다 할 수 있을 것임 → ***일상생활에서의 기초 활동 문항(D2)***으로 가십시오.
1 다른 사람의 도움이 필요할 것임 → ***후속 질문***으로 가십시오.
2 다른 사람들이 늘 이 일을 대신 해주어야만 함 → ***일상생활에서의 기초 활동 문항(D2)***으로 가십시오.

후속 질문:
귀하가 교통수단을 이용할 때 얼마나 도움이 필요한지를 가장 잘 설명한 것은 어느 것입니까?

Code: ☐

1 혼자 할 수 있겠지만, 필요한 것을 다른 사람들이 준비해 줌
2 혼자 할 수 있겠지만, 누군가 옆에서 지켜봐 주어야 함
3 혼자 할 수 있겠지만, 가끔 도움이 필요함
4 적어도 절반은 혼자 할 수 있겠지만, 항상 도움이 필요함
5 혼자 할 수 있는 정도는 절반 미만이며, 항상 도움이 필요함

D2. 일상생활에서의 기초 활동 — *다음은 옷 입기, 이동하기, 목욕, 식사 등 일상에서 필요한 활동에 대한 질문들입니다. 지난 3일간 각 활동을 어떻게 수행했는지, 그리고 다른 사람(들)으로부터 어느 정도 도움을 받았는지 (가장 많이 도움을 받은 때를 기준으로) 답해 주십시오.*

D2a. 목욕 — 지난 3일간 전신 목욕이나 샤워를 하기 위해 어느 정도 도움을 받았습니까?(가장 많은 도움을 받은 때를 기준으로 답변) 욕조 또는 샤워실에 들어가고 나오기 그리고 몸 씻기 등이 목욕 및 샤워에 포함됩니다.

Code: ☐

0 다른 사람의 감독 없이 스스로 다 함 → ***개인 위생 문항(D2b)***으로 가십시오.
1 다른 사람(들)이 도와줌 → ***후속 질문***으로 가십시오.
2 지난 3일간 목욕이나 샤워를 하지 않음 → ***개인 위생 문항(D2b)***으로 가십시오.

후속 질문:
귀하가 전신 목욕이나 샤워를 할 때 얼마나 다른 사람(들)의 도움을 받았는지를 가장 잘 설명한 것은 어느 것입니까?

Code: ☐

1 혼자 했지만, 필요한 것을 다른 사람들이 준비해 줌
2 혼자 했지만, 누군가 옆에서 지켜봐 줌
3 혼자 했지만, 가끔 도움이 필요함
4 적어도 절반은 혼자 했지만, 항상 도움이 필요함
5 혼자 한 것은 절반 미만이며, 항상 도움이 필요함
6 다른 사람(들)이 전부 다 해줌

D2b. 개인 위생 — 지난 3일간 개인 위생 관리를 위해 어느 정도 도움을 받았습니까?(가장 많이 도움을 받은 때를 기준으로 답변) 개인 위생 관리에는 머리 빗기, 이 닦기, 면도, 화장, 얼굴과 손 씻기 등이 포함됩니다.

Code: ☐

0 다른 사람의 감독 없이 스스로 다 함 → ***하의 입기 문항(D2c)***으로 가십시오.
1 다른 사람(들)이 도와줌 → ***후속 질문***으로 가십시오.
2 지난 3일간 개인 위생 관리를 하지 않음 → ***하의 입기 문항(D2c)***으로 가십시오.

후속 질문:
귀하가 개인 위생 관리를 위해 얼마나 다른 사람(들)의 도움을 받았는지를 가장 잘 설명한 것은 어느 것입니까?

Code: ☐

1 혼자 했지만, 필요한 것을 다른 사람들이 준비해 줌
2 혼자 했지만, 누군가 옆에서 지켜봐 줌
3 혼자 했지만, 가끔 도움이 필요함
4 적어도 절반은 혼자 했지만, 항상 도움이 필요함
5 혼자 한 것은 절반 미만이며, 항상 도움이 필요함
6 다른 사람(들)이 전부 다 해줌

D2c. 하의 입기 — 지난 3일간 하의를 입거나 벗는 데 어느 정도 도움을 받았습니까?(가장 많이 도움을 받은 때를 기준으로 답변) 하의에는 외출복, 속옷, 의족, 보조구, 허리띠, 바지, 치마, 양말, 신발 등이 포함됩니다.

Code: ☐

0 다른 사람의 감독 없이 스스로 다 함 → ***걷기 문항(D2d)***으로 가십시오.
1 다른 사람(들)이 도와줌 → ***후속 질문***으로 가십시오.
2 지난 3일간 하의를 입거나 벗지 않음 → ***걷기 문항(D2d)***으로 가십시오.

후속 질문:
귀하가 하의를 입거나 벗기 위해 얼마나 다른 사람(들)의 도움을 받았는지를 가장 잘 설명한 것은 어느 것입니까?

Code: ☐

1 혼자 했지만, 필요한 것을 다른 사람들이 준비해 줌
2 혼자 했지만, 누군가 옆에서 지켜봐 줌
3 혼자 했지만, 가끔 도움이 필요함
4 적어도 절반은 혼자 했지만, 항상 도움이 필요함
5 혼자 한 것은 절반 미만이며, 항상 도움이 필요함
6 다른 사람(들)이 전부 다 해줌

D2d. 걷기 — 지난 3일간 같은 층 내에서 걸어서 이동하는 데 어느 정도 도움을 받았습니까?(가장 많이 도움을 받은 때를 기준으로 답변)

Code: ☐

0 다른 사람의 감독 없이 스스로 다 함 → ***집 안에서의 이동 문항(D2e)***으로 가십시오.
1 다른 사람(들)이 도와줌 → ***후속 질문***으로 가십시오.
2 지난 3일간 걸은 적 없음 → ***집 안에서의 이동 문항(D2e)***으로 가십시오.

후속 질문:
귀하가 같은 층 내에서 걸어서 이동하기 위해 얼마나 다른 사람(들)의 도움을 받았는지를 가장 잘 설명한 것은 어느 것입니까?

Code: ☐

1 혼자 했지만, 필요한 것을 다른 사람들이 준비해 줌
2 혼자 했지만, 누군가 옆에서 지켜봐 줌
3 혼자 했지만, 가끔 도움이 필요함
4 적어도 절반은 혼자 했지만, 항상 도움이 필요함
5 혼자 한 것은 절반 미만이며, 항상 도움이 필요함
6 다른 사람(들)이 전부 다 해줌

D2e. 집 안에서의 이동 — 지난 3일간 (걷거나 휠체어로) 같은 층 내에서 이동하는 데 어느 정도 도움을 받았습니까?(가장 많이 도움을 받은 때를 기준으로 답변) 휠체어를 사용하는 경우, 휠체어를 탄 후에 어느 정도의 도움을 받았습니까?

Code: ☐

0 다른 사람의 감독 없이 스스로 다 함 → ***집 밖에서의 이동 문항(D2f)***으로 가십시오.
1 다른 사람(들)이 도와줌 → ***후속 질문***으로 가십시오.
2 지난 3일간 실내에서 이동한 적 없음 → ***집 밖에서의 이동 문항(D2f)***으로 가십시오.

후속 질문:
귀하가 같은 층 내에서 이동하기 위해 얼마나 다른 사람(들)의 도움을 받았는지를 가장 잘 설명한 것은 어느 것입니까?

Code: ☐

1 혼자 했지만, 필요한 것을 다른 사람들이 준비해 줌
2 혼자 했지만, 누군가 옆에서 지켜봐 줌
3 혼자 했지만, 가끔 도움이 필요함
4 적어도 절반은 혼자 했지만, 항상 도움이 필요함
5 혼자 한 것은 절반 미만이며, 항상 도움이 필요함
6 다른 사람(들)이 전부 다 해줌

D2f. 집 밖에서의 이동 — 지난 3일간 (걷거나 휠체어로) 집 밖에서 이동하는 데 어느 정도 도움을 받았습니까?(가장 많이 도움을 받은 때를 기준으로 답변) 휠체어를 사용하는 경우, 휠체어를 탄 후에 어느 정도의 도움을 받았습니까?

Code: ☐

0 다른 사람의 감독 없이 스스로 다 함 → ***변기로 이동 문항(D2g)***으로 가십시오.
1 다른 사람(들)이 도와줌 → ***후속 질문***으로 가십시오.
2 지난 3일간 집 밖에서 이동한 적 없음 → ***변기로 이동 문항(D2g)***으로 가십시오.

후속 질문:
귀하가 집 밖에서 이동하기 위해 얼마나 다른 사람(들)의 도움을 받았는지를 가장 잘 설명한 것은 어느 것입니까?

Code: ☐

1 혼자 했지만, 필요한 것을 다른 사람들이 준비해 줌
2 혼자 했지만, 누군가 옆에서 지켜봐 줌
3 혼자 했지만, 가끔 도움이 필요함
4 적어도 절반은 혼자 했지만, 항상 도움이 필요함
5 혼자 한 것은 절반 미만이며, 항상 도움이 필요함
6 다른 사람(들)이 전부 다 해줌

D2g. 변기로 이동 — 지난 3일간 변기 또는 이동식 변기로 이동하는 데 어느 정도 도움을 받았습니까?(가장 많이 도움을 받은 때를 기준으로 답변)

Code: ☐

0 다른 사람의 감독 없이 스스로 다 함 → ***변기 사용 문항(D2h)***으로 가십시오.
1 다른 사람(들)이 도와줌 → ***후속 질문***으로 가십시오.
2 지난 3일간 변기 또는 이동식 변기로 이동한 적 없음 → ***변기 사용 문항(D2h)***으로 가십시오.

후속 질문:
귀하가 변기 또는 이동식 변기 사용을 위해 이동할 때(가고 오는 것 모두), 얼마나 다른 사람(들)의 도움을 받았는지를 가장 잘 설명한 것은 어느 것입니까?

Code: ☐

1 혼자 했지만, 필요한 것을 다른 사람들이 준비해 줌
2 혼자 했지만, 누군가 옆에서 지켜봐 줌
3 혼자 했지만, 가끔 도움이 필요함
4 적어도 절반은 혼자 했지만, 항상 도움이 필요함
5 혼자 한 것은 절반 미만이며, 항상 도움이 필요함
6 다른 사람(들)이 전부 다 해줌

D2h. 변기 사용 — 지난 3일간 변기, 이동식 변기, 침상용 변기, 또는 소변기를 사용하기 위해(변기까지 오가거나 오르내리는 것 제외) 어느 정도 도움을 받았습니까?(가장 많이 도움을 받은 때를 기준으로 답변) 여기에는 변기 사용 후 또는 실금 후 닦기, 패드 갈기, 인공항문 또는 도뇨관 관리, 옷매무새 고치기 등이 포함됩니다.

Code: ☐

0 다른 사람의 감독 없이 스스로 다 함 → ***침상에서의 움직임 문항(D2i)***으로 가십시오.
1 다른 사람(들)이 도와줌 → ***후속 질문***으로 가십시오.
2 지난 3일간 변기, 이동식 변기, 침상용 변기, 또는 소변기를 사용한 적 없음 → ***침상에서의 움직임 문항(D2i)***으로 가십시오.

후속 질문:
귀하가 변기, 이동식 변기, 침상용 변기, 또는 소변기를 사용하기 위해 얼마나 다른 사람(들)의 도움을 받았는지를 가장 잘 설명한 것은 어느 것입니까?

Code: ☐

1 혼자 했지만, 필요한 것을 다른 사람들이 준비해 줌
2 혼자 했지만, 누군가 옆에서 지켜봐 줌
3 혼자 했지만, 가끔 도움이 필요함
4 적어도 절반은 혼자 했지만, 항상 도움이 필요함
5 혼자 한 것은 절반 미만이며, 항상 도움이 필요함
6 다른 사람(들)이 전부 다 해줌

D2i. 침상에서의 움직임 — 지난 3일간 침상에서 움직이기 위해 어느 정도 도움을 받았습니까?(가장 많이 도움을 받은 때를 기준으로 답변) 침상에서의 움직임에는 눕고 일어나기, 돌아눕기, 침상에서 몸 가누기 등이 포함됩니다.

Code:
0 다른 사람의 감독 없이 스스로 다 함 → ***식사하기 문항(D2j)***으로 가십시오.
1 다른 사람(들)이 도와줌 → **후속 질문**으로 가십시오.
2 지난 3일간 침상에서 움직이지 않음 → ***식사하기 문항(D2j)***으로 가십시오.

후속 질문:
귀하가 침상에서 움직이는 데 얼마나 다른 사람(들)의 도움을 받았는지를 가장 잘 설명한 것은 어느 것입니까?

Code:
1 혼자 했지만, 필요한 것을 다른 사람들이 준비해 줌
2 혼자 했지만, 누군가 옆에서 지켜봐 줌
3 혼자 했지만, 가끔 도움이 필요함
4 적어도 절반은 혼자 했지만, 항상 도움이 필요함
5 혼자 한 것은 절반 미만이며, 항상 도움이 필요함
6 다른 사람(들)이 전부 다 해줌

D2j. 식사하기 — 지난 3일간 음식을 먹거나 마시기 위해 어느 정도 도움을 받았습니까?(가장 많이 도움을 받은 때를 기준으로 답변) 식사하기에는 음식 자르기, 용기 열기, 그리고 모든 방식의 음식 섭취(경관영양과 비경구영양법 포함) 등이 포함됩니다.

Code:
0 다른 사람의 감독 없이 스스로 다 함 → ***기능적 활동 문항(D3)***으로 가십시오.
1 다른 사람(들)이 도와줌 → ***후속 질문***으로 가십시오.
2 지난 3일간 식사한 적 없음 → ***기능적 활동 문항(D3)***으로 가십시오.

후속 질문:
귀하가 식사를 하기 위해 얼마나 다른 사람(들)의 도움을 받았는지를 가장 잘 설명한 것은 어느 것입니까?

Code:
1 혼자 했지만, 필요한 것을 다른 사람들이 준비해 줌
2 혼자 했지만, 누군가 옆에서 지켜봐 줌
3 혼자 했지만, 가끔 도움이 필요함
4 적어도 절반은 혼자 했지만, 항상 도움이 필요함
5 혼자 한 것은 절반 미만이며, 항상 도움이 필요함
6 다른 사람(들)이 전부 다 해줌

D3. 기능적 활동

a. 실내에서 주된 이동법은 무엇입니까?

Code:
0 보조도구 없이 걷기
1 보조도구 사용하여 걷기(예: 지팡이, 워커, 목발, 보행 보조차)
2 수동 휠체어
3 전동 휠체어 또는 노인용 스쿠터
4 누워 지내며 이동 어려움

b. 지난 3일간 운동이나 신체활동을 한 총 시간을 기입하십시오.(예: 원예, 걷기)
*하지 않았다면 **"0"**으로 기입*

c. 지난 3일간 현재 살고 있는 집이나 건물 밖으로 나간 날이 며칠이나 됩니까?(나간 시간이 아무리 짧더라도)

Code:
0 나간 적 없음
1 나간 적 없지만, 보통 3일에 한 번은 나감
2 1~2일 나감
3 매일 나감

d. 90일 전과 비교했을 때, 일상적인 기본 활동들을 수행하는 능력이 향상되었습니까?
(예: 목욕, 개인 위생, 옷 입기, 또는 실내 같은 층 이동)

Code:
0 향상됨
1 변화 없음
2 악화됨

e. 지난 90일간 운전을 한 적이 있습니까?

Code: **0** 아니요 **1** 예

Section E. 건강 상태

E1. 지난 3일간 귀하의 방광(소변) 조절 상태와 가장 가까운 것은 무엇입니까? ☐

Code: **0** 완전히 조절할 수 있고, 도뇨관(소변줄)이나 어떤 소변 수집 도구도 사용하지 않음
1 도뇨관(소변줄)이나 다른 소변 수집 도구를 사용해 조절할 수 있음
2 실금한 적이 있지만, 지난 3일간은 실금한 적 없음
3 지난 3일 중 실금한 날이 1~2일
4 지난 3일 동안 매일 실금
5 방광 조절을 전혀 할 수 없음
8 지난 3일 동안 방광을 통한 배뇨가 없음

E2. 지난 3일간 귀하의 배변 조절 상태와 가장 가까운 것은 무엇입니까? ☐

Code: **0** 완전히 조절할 수 있고, 장루(변주머니)도 사용하지 않음
1 장루(변주머니)를 사용해 조절할 수 있음
2 실변한 적이 있지만, 지난 3일간은 실변한 적 없음
3 지난 3일 중 실변한 날이 1~2일
4 지난 3일 동안 매일 실변
5 배변 조절을 전혀 할 수 없음
8 지난 3일 동안 배변 활동이 없음

E3. 넘어지거나, 예기치 못하게 바닥, 땅, 또는 더 낮은 곳으로 넘어지거나 떨어진 경험이 있습니까? 각 기간 동안 넘어지거나 떨어진 횟수를 기입하십시오.

Code: **0** 없음 **1** 한 번 **2** 두 번 이상

a. **지난 30일간** ☐
b. **지난 31~90일간** ☐
c. **지난 91~180일간** ☐

E4. 지난 3일간 다음과 같은 상태나 증상을 얼마나 자주 경험하였습니까?

Code: **0** 지난 3일간 없음
1 자주 이러한 상태나 증상을 경험하지만, 지난 3일간은 없음
2 지난 3일 중 하루 경험
3 지난 3일 중 이틀 경험
4 지난 3일 동안 매일 경험

a. **어지러움** ☐
b. **불안정한 걸음걸이** ☐
c. **흉통(가슴통증)** ☐
d. **실어증(말하는 데 어려움이 있거나 뇌 손상으로 인해 말을 이해하는 데 어려움이 있음)** ☐
e. **변비(예: 지난 3일간 배변 활동이 없거나 딱딱한 대변으로 인해 배출이 어려움)** ☐
f. **설사** ☐
g. **구토** ☐
h. **잠들기 어렵거나 잠든 상태를 유지하기 어려움; 너무 일찍 잠에서 깸; 안절부절못함; 숙면을 취하기 어려움** ☐
i. **말초부종(팔다리가 부음)** ☐
j. **탈수** ☐

E5. 지난 3일간 숨이 가빴던 적이 있습니까? ☐

Code: **0** 없음
1 중간 정도의 활동 시에(예: 계단 두 층 올라가기) 숨이 가빴던 적이 있음
2 보통의 일상활동 중에(예: 옷 입기, 가사일 하기) 숨이 가빴던 적이 있음
3 휴식 중에 숨이 가빴던 적이 있음

E6. 지난 3일간 피로를 느낀 적이 있습니까?(기력 감소) ☐

Code: **0** 없음
1 피로를 느꼈지만, 일상활동은 마칠 수 있었음
2 피로를 느꼈고, 일상활동을 마칠 수 없었음
3 피로를 느꼈고, 일부 일상활동을 시작할 수 없었음
4 피로를 느꼈고, 어떤 일상활동도 시작할 수 없었음

E7. 지난 3일간 얼마나 자주 통증을 느꼈습니까?(통증 빈도) ☐

Code: **0** 통증 없었음
1 종종 통증을 느끼지만, 지난 3일간은 없었음
2 지난 3일 중 1~2일 통증 느낌
3 지난 3일간 매일 통증 느낌

E8. 지난 3일간 경험한 가장 심한 통증은 어느 정도였습니까?(통증 강도) ☐

Code: **0** 통증 없었음
1 약한 통증
2 중간 정도의 통증
3 심한 통증
4 끔찍하거나 극심한 통증

E9. 현재 질병이나 컨디션이 건강, 기분, 행동, 기능 상태를 불안정하게 만듭니까? ☐

Code: **0** 아니요 **1** 예

E10. 급성 문제를 겪고 있거나, 만성 문제, 반복되는 문제의 악화가 있습니까?
(예: 급성폐렴, 독감, 관절염의 상태 악화 등) ☐

Code: **0** 아니요 **1** 예

E11. 전반적으로 귀하의 건강 상태가 어떻다고 평가하십니까? ☐

Code: **0** 매우 좋음
1 좋음
2 보통
3 나쁨

E12. 매일 흡연을 하십니까? ☐

Code: **0** 아니요
1 지난 3일간은 하지 않았지만 보통 매일함
2 예

E13. 지난 14일 동안, 귀하가 어느 "한자리에서" 마신 최대 음주량은 어느 정도입니까?(잔으로 나타내었을 때) ☐

Code: **0** 없음
1 1잔
2 2~4잔
3 5잔 이상

Section F. 질병 진단

F1. 아래의 각 질병에 있어서 귀하의 진단과 치료 상태에 해당하는 것을 고르십시오.

Code: **0** 진단받은 적 없음
1 진단받았으나, 관리(모니터하거나 치료)받고 있지 않음
2 진단받았으며, 관리(모니터하거나 치료)받고 있음

a. **알츠하이머병** ☐
b. **알츠하이머병 외의 다른 치매** ☐
c. **뇌졸중** ☐
d. **심혈관질환(고혈압, 협심증 등)** ☐
e. **만성폐색성 폐질환** ☐
f. **울혈성 심부전** ☐
g. **암** ☐
h. **당뇨** ☐

Section G. 영양

G1. 지난 30일간 5% 이상 또는 지난 6개월간 10% 이상의 체중 감소가 있었습니까? ☐
Code: **0** 아니요 **1** 예

G2. 지난 3일간 하루에 한 끼 이하로 식사한 날이 이틀 이상입니까? ☐
Code: **0** 아니요 **1** 예

G3. 지난 3일간 섭취한 음식이나 수분의 양이 평상시보다 줄었습니까? ☐
Code: **0** 아니요 **1** 예

Section H. 치료 및 처치

H1. 지난 90일간 아래의 의료 서비스를 이용한 횟수를 기입하십시오.
*이용한 적 없으면 **"0"**으로 기입.*

a. 하룻밤 이상 병원 입원(요양병원, 재활병원 등 비급성병원 제외) ☐☐
b. 응급실 방문(하룻밤 이상 머문 경우 제외) ☐☐
c. 외래 방문 또는 왕진 ☐☐

H2. 지난 1년간 독감 예방 주사를 맞은 적이 있습니까? ☐
Code: **0** 아니요 **1** 예

H3. 지난 3일간 상처 간호를 처방받거나 실제 받은 적이 있습니까? ☐
Code: **0** 처방도, 간호도 받은 적 없음
1 처방은 받았으나 간호를 받지는 않았음
2 지난 3일 동안 1~2일 간호 받음
3 지난 3일 동안 매일 간호 받음

Section I. 재정과 스트레스 요인

I1. 지난 30일간 돈이 부족해서 의식주, 처방된 약 구입, 충분한 냉난방, 필요한 의료서비스 이용 등을 제대로 못한 적이 있습니까? ☐
Code: **0** 아니요 **1** 예

I2. 지난 90일간 중대한 생애 스트레스 요인을 경험한 적이 있습니까? ☐
(예: 본인의 큰 병, 가까운 가족, 친구의 큰 병 또는 죽음, 살 곳이 없어짐, 범죄 피해)
Code: **0** 아니요 **1** 예

Section J. interRAI 체크업 평가 완료

J1. 누가 본 설문지의 질문에 답했습니까? ☐
Code: **0** 모두 내가 답함
1 일부 다른 사람(들)이 대신 답해 줌
2 모두 다른 사람(들)이 대신 답해 줌

역자

김홍수

서울대학교 간호대학과 보건대학원을 졸업하고, 미국 뉴욕대학(New York University)에서 박사학위를 받은 후 미국 뉴욕대학 간호대 조교수를 거쳐 현재 서울대학교 보건대학원 교수 및 AI연구원 건강·돌봄 AI 선도혁신 연구센터장으로 근무하고 있다.

주요 연구 분야는 노인여성가족보건, 보건의료사회 서비스 및 성과 연구, 의료요양돌봄 시스템과 정책 연구, 디지털헬스케어이다. 현 한국노년학회 이사, 한국장기요양학회 이사, interRAI Country Senior Fellow이다.

interRAI 체크업(CU) 평가 도구, 부가 도구, 자가보고 도구 및 매뉴얼

초판 1쇄 발행 2024년 10월 31일

저자 존 N. 모리스 외
역자 김홍수

펴낸곳 서울대학교출판문화원
주소 08826 서울 관악구 관악로 1
도서주문 02-889-4424, 02-880-7995
홈페이지 www.snupress.com
페이스북 @snupress1947
인스타그램 @snupress
이메일 snubook@snu.ac.kr
출판등록 제15-3호

ISBN 978-89-521-3038-9 94510
978-89-521-1421-1 (세트)